Drogas

Dados Internacionais de Catalogação na Publicação (CIP)
(Câmara Brasileira do Livro, SP, Brasil)

Braun, Ivan Mario
  Drogas : perguntas e respostas / Ivan Mario Braun. São Paulo :
MG Editores, 2007.

  Bibliografia.
  ISBN 978-85-7255-048-2

  1. Drogas – Abuso – Obras de divulgação 2. Drogas – Abuso –
Prevenção 3. Perguntas e respostas I. Título.

07-1893   CDD-362.29

Índice para catálogo sistemático:
1. Drogas : Abuso : Problemas sociais   362.29

Compre em lugar de fotocopiar.
Cada real que você dá por um livro recompensa seus autores
e os convida a produzir mais sobre o tema;
incentiva seus editores a encomendar, traduzir e publicar
outras obras sobre o assunto;
e paga aos livreiros por estocar e levar até você livros
para a sua informação e o seu entretenimento.
Cada real que você dá pela fotocópia não autorizada de um livro
financia um crime
e ajuda a matar a produção intelectual em todo o mundo.

Ivan Mario Braun

Drogas

Perguntas e respostas

DROGAS
Perguntas e respostas
Copyright © 2007 by Ivan Mario Braun
Direitos desta edição reservados por Summus Editorial

Diretora editorial: **Edith M. Elek**
Editora executiva: **Soraia Bini Cury**
Assistentes editoriais: **Bibiana Leme e Martha Lopes**
Capa: **Renata Buono**
Projeto gráfico e diagramação: **Acqua Estúdio Gráfico**
Ilustrações: **Caroline Rocha Falcetti**

MG Editores
Departamento editorial:
Rua Itapicuru, 613 – 7º andar
05006-000 – São Paulo – SP
Fone: (11) 3872-3322
Fax: (11) 3872-7476
http://www.mgeditores.com.br
e-mail: mg@mgeditores.com.br

Atendimento ao consumidor:
Summus Editorial
Fone: (11) 3865-9890

Vendas por atacado:
Fone: (11) 3873-8638
Fax: (11) 3873-7085
e-mail: vendas@summus.com.br

Impresso no Brasil

Dedicatória

Aos professores doutores Arthur Guerra de Andrade e Hermano Tavares e ao doutor Ivan Neves.

Agradecimentos

Aos pacientes do Grupo de Estudos Interdisciplinares de Álcool e Drogas (Grea) do Instituto de Psiquiatria do Hospital das Clínicas da Faculdade de Medicina da Universidade de São Paulo.

Ao professor doutor Roberto Alves Banaco, pela revisão de tópicos referentes a comportamento.

Ao doutor Danilo Baltieri, pela revisão dos tópicos sobre álcool e opióides.

Ao doutor Guilherme Rubino de Azevedo Focchi, pela revisão dos tópicos sobre cocaína.

Ao senhor Flávio Prado, bacharel em letras neolatinas e ex-diretor do Departamento de Redação do Colégio Bandeirantes, pela revisão de português.

Eventuais falhas nas informações ou na linguagem são de total responsabilidade do autor.

Sumário

Prefácio 15
Introdução 17

1. QUÊS E PORQUÊS 21
   1) O que é droga? 21
   2) O que é vício? 21
   3) O que é dependência? 22
   4) O que é abuso? 24
   5) Que drogas levam a abuso ou dependência? 26
   6) Por que essas drogas levam a abuso
      ou dependência? 30
   7) Por que algumas drogas são lícitas e outras,
      ilícitas? 32

2. CAUSAS 35
   8) O que causa abuso ou dependência? 35
   9) A pessoa já nasce com tendência a desenvolver
      abuso ou dependência ou isso é aprendido? 36

10) Quem usa drogas é doente?............................. 37
11) Existem problemas psiquiátricos que predispõem ao uso de drogas?........................ 38
12) E causas psicológicas? 39
13) Por que algumas pessoas podem usar drogas esporadicamente enquanto outras desenvolvem abuso ou dependência?....................................... 39
14) Usar drogas é uma forma de autodestruição? 39
15) Usar drogas é fraqueza, "sem-vergonhice"?....... 40

3. Efeitos 41
16) O que as pessoas sentem quando usam drogas?.. 41
17) Quais são os efeitos produzidos por cada droga? 42
18) Quais são os prejuízos que cada grupo de drogas causa ao organismo?........................ 49
19) Quanto tempo de uso é necessário até que a droga comece a prejudicar a pessoa?................ 59
20) Uma pessoa pode sofrer de abuso ou dependência e não perceber?....................... 60

4. Prevenção e família 61
21) O que se pode fazer para prevenir o uso das drogas? 61
22) Quais sinais sugerem que uma pessoa está usando drogas? 62
23) Qual a idade em que se costuma iniciar o abuso ou a dependência de drogas?............................ 63
24) Como deve agir a família do usuário de drogas? 65

25) As crianças devem ser informadas quando um familiar usa drogas? 66

5. Tratamento 69
   26) A pessoa pode "largar o vício" sozinha? 69
   27) O que é síndrome de abstinência? 69
   28) Quais são as características da síndrome de abstinência de cada grupo de drogas? 70
   29) Existem exames laboratoriais capazes de dizer se a pessoa sofre de abuso ou dependência? 74
   30) Que profissional deve tratar de abuso ou dependência? 75
   31) Quais as vantagens e desvantagens de uma equipe multiprofissional? 76
   32) Quais são os tratamentos da intoxicação, da abstinência, do abuso e da dependência? 77
   33) Quais são e como agem as medicações indicadas para o tratamento de abuso ou dependência? 84
   34) Essas medicações causam dependência? 90
   35) É possível tratar o abuso ou a dependência só com medicações? 90
   36) Como saber se o tratamento está funcionando? .. 91

6. Recaída 95
   37) Qual a diferença entre um lapso e uma recaída? 95
   38) O que é a Prevenção da Recaída? 96
   39) A PR é eficaz? 99
   40) O que se deve fazer em caso de lapso ou recaída? 99

7. INTERNAÇÃO 101
   41) Em que circunstâncias e onde se deve
       internar uma pessoa com abuso
       ou dependência? 101
   42) O que se faz durante uma internação? 102
   43) Quanto tempo deve durar uma internação? 102
   44) Quem define quando a pessoa pode ter alta? 103
   45) A pessoa com abuso ou dependência pode
       sair do hospital assim que se sentir bem
       e autoconfiante? 104
   46) A pessoa sai curada depois da internação? 104
   47) Depois da alta hospitalar, como deve
       continuar o tratamento? 105
   48) Os comportamentos de abuso ou dependência
       podem voltar após o tratamento? 106

8. SAINDO DESSA 107
   49) Se mesmo após parar de usar drogas a pessoa
       pode ter problemas, vale a pena parar? 107
   50) O tratamento deve durar a vida toda? 107
   51) Se o tratamento é tão difícil, vale a
       pena tratar? 108
   52) É possível a pessoa abandonar uma droga
       e não conseguir abandonar outra? 109
   53) Quando tiver alta, a pessoa pode usar álcool
       ou drogas só de vez em quando? 109
   54) O que é Redução de Danos? 110
   55) Qual o papel da escola, da empresa e
       do Estado no problema das drogas? 110

PARA QUEM QUER SABER MAIS 113
   A origem das drogas 113

A freqüência de uso 125
A ação das drogas no organismo humano 134
Doses, posologias e duração dos tratamentos
habituais com medicações 142
Os efeitos colaterais dessas medicações 147
O que as pesquisas mostram no caso de crianças
e adolescentes de rua... 152

Glossário 155
Bibliografia... 177

Prefácio

De modo geral, os livros sobre drogas dividem-se em dois tipos: aqueles dirigidos ao público leigo e os dirigidos aos profissionais de saúde, geralmente médicos. A literatura disponível para os leigos é útil, porém demasiado simplificada. As pessoas que querem se aprofundar no assunto não encontram informações suficientes. Por outro lado, o material que tem como público-alvo os profissionais de saúde costuma ser excessivamente técnico, mesmo inacessível para o não-especialista.

O livro do dr. Ivan Mario Braun, baseado em perguntas formuladas por usuários de drogas, bem como pelos amigos e parentes destes, vem preencher essa lacuna. Ele sai do lugar-comum. As informações são precisas e amplas, porém compreensíveis. Para facilitar a leitura, pode-se ainda consultar o glossário de termos técnicos no final da obra.

Este livro pode ser lido por inteiro ou somente consultado, pois está escrito na forma de perguntas e respostas independentes. É útil tanto para o leigo quanto para o profissional não-especialista.

Prof. dr. Arthur Guerra de Andrade
Supervisor científico do Grupo Interdisciplinar de Estudo de Álcool e Drogas (Grea) do Instituto de Psiquiatria, Hospital das Clínicas, Faculdade de Medicina da USP
Professor associado do Departamento de Psiquiatria da Faculdade de Medicina da USP
Professor titular de Psiquiatria da Faculdade de Medicina do ABC

Introdução

Droga é definida, de modo amplo, como todo agente químico que afeta processos do organismo vivo.[1] Neste livro, entretanto, o termo refere-se às substâncias com ações psicotrópicas (que alteram os estados cerebrais e o comportamento) e **potencial de abuso**. Uma droga psicotrópica com **potencial de abuso** é aquela que, usada uma ou mais vezes, aumenta a probabilidade de o indivíduo usá-la novamente (ação reforçadora), bem como sua dificuldade para abandoná-la, apesar dos eventuais prejuízos causados. Na linguagem leiga, diz-se que ela "vicia". Tecnicamente, fala-se em **transtornos** de abuso e de dependência.

Foi na pré-história que a humanidade iniciou seu contato com as drogas. A mais antiga – mais difundida até hoje – é o álcool, consumido geralmente na forma de bebidas obtidas por fermentação ou destilação. No mundo antigo já havia descrição do uso de álcool e de vegetais que continham

---
[1] Benet, 1996.

substâncias psicotrópicas, como o cânhamo e a papoula. Várias culturas de todos os continentes conheceram ainda fungos e vegetais alucinógenos.

Comuns em ritos religiosos (o *haoma* dos zoroastrianos, o *soma* dos hindus antigos, o vinho das bacanais, o *peyote* dos nativos norte-americanos etc.), as drogas também têm, há muito, uso mundano. Registros mostram que, pelo menos na antiga Mesopotâmia e no antigo Egito, já havia pessoas diagnosticadas como alcoólatras.

Em troca de sensações de prazer, alívio de sofrimentos, sensações "diferentes" (alucinógenos) ou, ainda, movidos por atos vivenciados como compulsivos, os usuários acabam sofrendo uma série de prejuízos decorrentes dos efeitos das drogas sobre o comportamento. Além disso, podem resultar em problemas físicos que, dependendo da substância, variam de graves comprometimentos do funcionamento cerebral a tumores malignos. Assim, as pessoas com abuso ou dependência precisam ser tratadas.

Não é uma tarefa fácil. Devido ao caráter intensamente **reforçador** dessas substâncias, a tendência à recaída é muito grande. Ocorre também que os usuários geralmente demoram a perceber os prejuízos, uma vez que estes costumam aparecer de forma lenta ou intermitente. Finalmente, não há ainda medicações realmente eficientes para eliminar a vontade de usar drogas – solicitação recorrente de muitos pacientes, amigos e familiares.

As internações para desintoxicação, mesmo as prolongadas, não impedem as recaídas. A fim de evitá-las, aplica-se normalmente uma combinação de psicoterapia e medicações. Esses procedimentos indubitavelmente diminuem as recaídas, mas não as impedem totalmente. É preciso muita persistência do usuário, da família e dos amigos. A freqüente ocorrência de recaídas causa em muitas pessoas a sensação de que "o tratamento está sendo em vão", podendo levá-las a desistir dele e, com isso, prolongar a existência do problema. A persistência e o mútuo apoio entre profissionais, clientes e familiares podem levar, com o passar do tempo, a um estilo de vida mais saudável e livre das drogas.

Num livro sobre drogas, devem ser abordados todos estes aspectos: tipos de drogas, seus efeitos, os fenômenos do abuso e da dependência e, por fim, seu tratamento. O presente livro visa principalmente a capacitar usuários de drogas e seus familiares e amigos a compreender um pouco melhor o problema que enfrentam. O livro também se volta aos médicos e profissionais ainda não especializados na área de drogas, à medida que traz informações atualizadas sobre esse tema tão abrangente.

Para atingir tal objetivo, foram entrevistadas oitenta pessoas – entre usuários de drogas e seus parentes – no Grupo Interdisciplinar de Estudos de Álcool e Drogas (Grea) do Departamento e Instituto de Psiquiatria do Hospital das Clínicas da Faculdade de Medicina da Universidade de São Paulo, onde o autor atua como médico há sete anos, e em seu consultório particular. Visou-se, assim, a formar um núcleo de questões a serem respondidas que, complementadas por perguntas sugeridas pelo autor, cobrissem os principais aspectos do assunto "drogas".

Ao final da obra, o leitor encontrará um pequeno glossário técnico, com o significado das palavras e expressões que aparecem em negrito ao longo do texto. Pareceu pertinente, devido ao justo rigor exigido pelos atuais pacientes/consumidores, prover informações técnicas que possam complementar aquelas fornecidas, muitas vezes de forma rápida, durante a consulta médica.

Com o intuito de ser ainda mais útil, o autor solicita aos leitores que encaminhem suas dúvidas e questionamentos por e-mail (ivan.mario@superig.com.br) ou por carta, aos cuidados de:

Dr. Ivan Mario Braun
Grupo Interdisciplinar de Estudos de Álcool e Drogas do Departamento e Instituto de Psiquiatria do Hospital das Clínicas da Faculdade de Medicina da Universidade de São Paulo
R. Dr. Ovídio Pires de Campos, 785, 3º andar
São Paulo – SP
CEP: 05403-010

Atenciosamente,
Ivan Mario Braun

1

Quês
e porquês

1) O que é droga?

Embora se defina droga como todo agente químico que afeta processos do organismo vivo, no contexto deste livro, fala-se apenas daquelas drogas que atingem o sistema nervoso central e, usadas uma ou mais vezes, têm um **potencial de abuso**. Trata-se de substâncias em geral descritas como desencadeadoras de sensações agradáveis e/ou supressoras de sensações desagradáveis. O álcool, por exemplo, é uma droga de abuso que induz sensações como euforia, relaxamento e pode melhorar ou suprimir a ansiedade.

2) O que é vício?

Pessoas não ligadas à área da saúde costumam empregar a palavra vício para designar um ato prejudicial, com características compulsivas e repetido com freqüência.

No *Novo Dicionário Aurélio da Língua Portuguesa*, o verbete aparece assim:

VÍCIO. [Do latim *vitiu.*] S. m. 1. Defeito grave que torna uma pessoa ou coisa inadequadas para certos fins ou funções. 2. Inclinação para o mal. [Nesta acepção, opõe-se à virtude (1).] 3. Costume de proceder mal; desregramento habitual. 4. Conduta ou costume censurável ou condenável; libertinagem, licenciosidade, devassidão. 5. Qualquer deformação física ou funcional. 6. Costume prejudicial; costumeira.

No que se refere às drogas, o vício corresponde, de modo geral, àquilo que os psiquiatras e os profissionais de saúde chamam de dependência.

3) O que é dependência?

Baseado na conceituação do *Manual diagnóstico e estatístico de transtornos mentais, IV Edição (DSM-IV)*, da Associação Psiquiátrica Americana (APA), a pessoa está dependente de uma substância quando não consegue parar definitivamente de usá-la apesar dos prejuízos que ela lhe traz. Ao contrário do abuso, o conceito de dependência está fortemente ligado à idéia de perda de controle sobre o uso. A maioria das pessoas com dependência, ao passar algum tempo afastada da substância, sente uma forte vontade de usá-la; essa vontade costuma ser chamada de "fissura". Muitas vezes, decorrente da suspensão ou diminuição abruptas do uso de determinadas drogas, ocorre um quadro mais intenso – incluindo sinais físicos – denominado síndrome de abstinência. Freqüentemente, a pessoa dependente também precisa aumentar suas doses de droga para conseguir o mesmo efeito de prazer ou alívio de sofrimento, ao que se chama tolerância. Por conta do mal-estar causado pela ausência da droga e da vontade de usá-la, o indivíduo passa grande parte de seu tempo usando a substância, adquirindo-a ou sofrendo suas conseqüências. É igualmente comum a pessoa se propor a usar certa quantidade de droga, mas acabar usando mais.

Critérios da APA para dependência de uma substância:

Padrão mal-adaptativo de uso de substância, levando a prejuízo ou sofrimento clinicamente significativo, manifestado por três (ou mais) dos seguintes critérios, ocorrendo a qualquer momento no mesmo período de doze meses:

TOLERÂNCIA: definida por qualquer um dos seguintes aspectos:
- necessidade de quantidades progressivamente maiores da substância para adquirir a intoxicação ou o efeito desejado;
- acentuada redução do efeito com o uso continuado da mesma quantidade de substância.

ABSTINÊNCIA: manifestada por qualquer dos seguintes aspectos:
- síndrome de abstinência característica para a substância;
- a mesma substância (ou uma substância estreitamente relacionada) é consumida para aliviar ou evitar sintomas de abstinência.

A substância é freqüentemente consumida em maiores *quantidades* ou por um período mais longo do que o pretendido.

Há um desejo persistente ou esforços malsucedidos em reduzir ou *controlar* o uso da substância.

> Muito *tempo* é gasto em atividades necessárias para a obtenção da substância (consultas a múltiplos médicos, longas viagens de automóvel etc.), na utilização da substância (por exemplo, fumar em grupo) ou na recuperação de seus efeitos.
>
> Importantes *atividades* sociais, ocupacionais ou recreativas são abandonadas ou reduzidas, em virtude do uso da substância.
>
> O uso da substância continua, apesar da consciência de haver um *problema* físico ou psicológico persistente ou recorrente que tende a ser causado ou exacerbado pela substância. Por exemplo, o indivíduo continua usando cocaína mesmo sabendo que sua depressão é induzida por ela, ou mantém o consumo de bebidas alcoólicas, embora reconheça que uma úlcera piorou pelo consumo de álcool.

4) O que é abuso?

De acordo com o DSM-IV, uma pessoa está abusando de uma substância quando a usa a despeito dos prejuízos sociais, interpessoais e legais no desempenho de suas funções no trabalho, na escola ou em casa, ou quando a usa repetidamente em situações que tragam risco físico (dirigir embriagado, por exemplo). A diferença entre o abuso e a dependência, portanto, é sutil. Trata-se de uma diferença relacionada ao grau de controle que o indivíduo tem sobre o uso. Assim, entende-se que gastar muito tempo em atividades necessárias para obter a droga, usá-la ou recuperar-se de seus efeitos, por exemplo, denotam diminuição do controle sobre sua vida, reforçando um diagnóstico de dependência. Esse significado tem também a síndrome de abstinência, o uso da substância em maiores quantidades ou por períodos mais longos que o pretendido.

Critérios da APA para caracterizar abuso de uma substância:

> A. Padrão mal-adaptativo de uso de substância levando a prejuízo ou sofrimento clinicamente significativo, manifestado por um ou mais dos seguintes aspectos, ocorrendo dentro de um mesmo período de doze meses:
>
> Uso recorrente da substância, resultando no fracasso em cumprir *obrigações* importantes relativas a seu papel no trabalho, na escola ou em casa. Por exemplo, repetidas ausências ou fraco desempenho ocupacional relacionados ao uso da substância; ausências, suspensões ou expulsões da escola; negligência dos filhos ou dos afazeres domésticos.
>
> Uso recorrente da substância em situações nas quais isso representa *perigo* físico, como dirigir um veículo ou operar uma máquina quando prejudicado pelo uso da substância.
>
> Problemas *legais* recorrentes relacionados à substância, como detenções por conduta desordeira, entre outros.
>
> Uso continuado da substância, apesar de problemas *sociais* ou interpessoais persistentes ou recorrentes causados ou exacerbados pelos efeitos da substância. Por exemplo, discussões com o cônjuge acerca das conseqüências da intoxicação, lutas corporais etc.
>
> B. Os sintomas jamais satisfizeram os critérios para dependência de substância para esta classe de substância.

5) Que drogas levam a abuso ou dependência?

Álcool

Estudos conduzidos nos Estados Unidos na década de 1980 apontam que cerca de 8% dos adultos preencheram critérios para caracterizar dependência de álcool em algum momento da vida e aproximadamente 5% apresentaram abuso de álcool. Estudos sobre adultos não institucionalizados entre 15 e 54 anos, conduzidos na década de 1990, relataram que 14% destes em algum momento da vida preencheram critérios característicos da dependência de álcool.

Alucinógenos

As drogas alucinógenas são aquelas cujo uso freqüentemente causa *alucinações*, levando a pessoa a ver (as mais comuns), ouvir, cheirar, sentir o gosto ou o contato de coisas que não estão presentes. Além das *alucinações*, essas drogas causam várias alterações psíquicas. Fazem parte desse grupo o *ergot* e seu principal derivado, o LSD, assim como a mescalina e o MDMA (também conhecido como *ecstasy*). Ainda que, de modo geral, apresentem baixo potencial de dependência, os alucinógenos podem causar diversos outros problemas tão graves quanto a dependência.

Anfetamina e substâncias tipo anfetamina

São a anfetamina, a dextro-anfetamina, a metanfetamina (*speedball*), o metilfenidato e agentes supressores do apetite (em comprimidos e fórmulas para dieta). Uma forma muito pura de metanfetamina é chamada de *ice* (gelo), em razão da aparência de seus cristais quando observados sob um instrumento de ampliação. O *khat*, extraído de plantas e muito usado em alguns países – por exemplo, no Iêmen –, também se inclui nesta categoria.

Ansiolíticos, sedativos e hipnóticos

Geralmente produzidos para uso médico, a fim de induzir e manter o sono, o relaxamento muscular ou tratar a ansiedade e a epilepsia. Os benzodiazepínicos (BZDs) e os barbitúricos são os principais representantes e também os mais abusados – por isso, serão os únicos neste livro. Exemplos de BZD são: Diazepam, Flunitrazepam, Lorazepam, Midazolam, Cloxazolam e Clordiazepóxido; na bula da medicação e no *Dicionário de Especialidades Farmacêuticas* (DEF), sempre consta se ela foi classificada como BZD.[2] Há indivíduos que abusam de drogas anti-histamínicas (normalmente aplicadas como antialérgicas), que também possuem propriedades sedativas.

Cafeína

Encontrada no café, no chá preto, no chá mate, em refrigerantes com nome de "Cola" e de Guaraná, no guaraná, no *ginseng* e em comprimidos para resfriados e enxaqueca. Quantidades menores são encontradas no cacau. Embora alguns indivíduos apresentem vários sintomas de dependência de cafeína, o baixo (ou inexistente) grau de prejuízo torna questionável se a cafeína pode ou não causar **transtorno de dependência**.

---

[2] DEF, 2001/2002.

Canabinóides

Derivados da planta *Cannabis sativa* (pronuncia-se cânabis, e não canábis), destacando-se a maconha, produzida a partir de pedaços da planta – geralmente fumada na forma de cigarros –, e o haxixe, obtido da resina.

Cocaína

É extraída da planta coca e consumida de diversas formas: por exemplo, folhas da planta e cloridrato de cocaína (do qual são feitos também o crack e a merla).

Drogas projetadas (designer drugs *ou* club drugs)

Trata-se de drogas sintéticas produzidas em laboratórios, com o fim de comercialização ilegal. Muitas vezes, são drogas produzidas primeiramente num contexto de pesquisa científica e depois copiadas por químicos do submundo. Por essa razão, alguns autores preferem o nome de *party drugs* (drogas de festas) ou *club drugs* (drogas de boate), para tirar a conotação de drogas projetadas especificamente para "dar barato".[3] Seus principais exemplos são:

- os congêneres do opióide sintético fentanil;
- o congênere da meperidina MPPP (e seu contaminante altamente tóxico MPTP);
- a MDMA (*ecstasy*, também chamado, principalmente no jargão dos usuários de língua inglesa, de X, XTC, E, M, *Adam* e outros nomes) e algumas feniletilaminas análogas;

---
[3] Bialer, 2002.

- o 4-metilaminorex (*U4Euh*) e seu análogo precedente, o aminorex;
- a metcatinona (efedrona), às vezes chamada de *cat* ou *jeff*;
- o GHB, ácido gama-hidróxi-amino-butírico, também chamado no jargão dos usuários de língua inglesa de E líquido, êxtase líquido, X líquido, GHB, *Georgia home boy*, entre outros nomes.[4]

Esteróides androgênicos anabolizantes

São drogas com ação semelhante à do **anabolizante** natural testosterona, produzido nos testículos.

Fenciclidina e substâncias tipo fenciclidina

Conhecida também como PCP ou pó-de-anjo, quetamina e tiofeno (TCP), trata-se de uma droga causadora de vários problemas, mas que possivelmente produz pouca ou nenhuma dependência.

Inalantes

São substâncias que contêm moléculas chamadas de hidrocarbonetos alifáticos e aromáticos. Presentes na gasolina, em colas, solventes e tintas em aerossol (*spray*), assim como em materiais limpadores, líquidos corretores para datilografia e propulsores de *spray*. Fazem parte deste grupo também os anestésicos gasosos.

---

[4] Morgan, 1997; Nida, 2003; Bialer, 2002.

Nicotina

Encontrada nas diversas formas do tabaco (fabricado a partir das folhas da planta *Nicotiana tabacum*), tem como principais produtos: cigarros, fumo de corda, rapé, tabaco para cachimbo, charutos, gomas de mascar e adesivos de nicotina (estas duas últimas destinadas ao tratamento da dependência de nicotina).

Opiáceos e opióides

Derivados da papoula (*Papaverum somniferum*), como morfina, codeína, tebaína e ópio; substâncias semi-sintéticas (heroína, oxicodona, hidroxicodona, oximorfona e hidroximorfona) ou sintéticas (metadona, meperidina, petidina, fentanil) assemelhadas a estas. Os analgésicos opiáceos e opióides (e, em menor grau, alguns tranqüilizantes) atualmente fazem parte das drogas mais abusadas, nos Estados Unidos, sendo ultrapassadas apenas pela maconha.[5]

6) Por que essas drogas levam a abuso ou dependência?

Do ponto de vista comportamental, ocorre um fenômeno chamado de **reforçamento:** as drogas de abuso geram no indivíduo uma tendência a usá-las novamente. Muitas vezes, o usuário refere-se a esse efeito como agradável ou euforizante; em outras, descreve um alívio de sensações ruins. Substâncias com essas características têm **potencial de abuso.** Do ponto de vista cerebral, essas drogas possivelmente estimulam sistemas neuronais relacionados com a ativação

---

[5] APA, 1994; Lowinson, *et al.*, 1997; Manchikanti, 2006.

de comportamentos de procura e exploração do ambiente, cuja estimulação (por exemplo, por meio de eletrodos) leva a uma descrição de sensação agradável – são os "sistemas de gratificação". Destes, o que mais tem sido associado ao **reforço** pelas drogas de abuso é aquele que transmite as informações por meio de uma substância química chamada **dopamina**; daí ser denominado sistema dopaminérgico. Pela sua localização cerebral, ele se divide em mesolímbico e mesocortical[6] (figura 1).

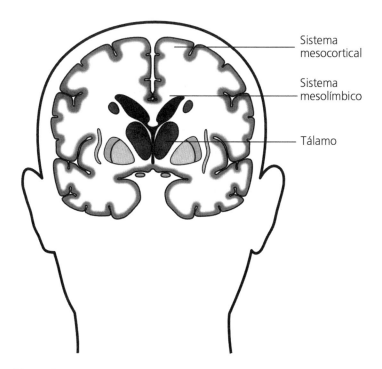

Figura 1.

---

[6] Brick e Erickson, 2000.

No que concerne à dependência física, acrescenta-se que, com o uso repetido, o organismo sofre uma readaptação na qual seu funcionamento passa a incluir a presença da droga. Assim, ela precisa ser administrada repetidamente para manter esse novo equilíbrio. Tal fenômeno, embora também influencie na continuidade do uso de muitas drogas, nem sempre está presente e não parece ser o único determinante.[7]

7) Por que algumas drogas são lícitas e outras, ilícitas?

Em um primeiro momento da História, consumir substâncias que levassem a alterações comportamentais e ao vício não era proibido. No entanto, em algum ponto, os legisladores perceberam que o uso de drogas poderia acarretar problemas sociais e, a partir daí, procurou-se tomar medidas contrárias a elas. Algumas drogas provavelmente são lícitas pelo pouco prejuízo comportamental que causam, como é o caso da cafeína. O café, contudo, já foi ilegal no mundo muçulmano, na Idade Média. O álcool, uma droga causadora de grandes alterações comportamentais, permanece legal em quase todo o mundo – ainda que, como o tabaco, tenha seu uso e/ou venda freqüentemente regulamentados por lei.

O primeiro documento que se refere ao álcool legalmente é o Código de Hamurabi (Babilônia, cerca de 1770 a.C.), responsável por regulamentar as casas que vendiam bebidas, os preços e os vendedores da época. A mais conhecida das recentes tentativas de proibição do álcool foi a Lei

---

[7] Marlatt, 1996.

Seca, nos Estados Unidos, que vigorou de 1919 até 1933. Atualmente, além dos países muçulmanos, o álcool é proibido em algumas regiões da Índia, aparentemente de forma ineficaz.

Ainda se discute se proibir é uma boa solução para acabar com os problemas causados pelas drogas. Existem evidências de que a proibição ou severa regulamentação pode diminuir seu uso[8]; no entanto, algumas restrições culturais e de grupos religiosos (muçulmanos, budistas e numerosas seitas cristãs) podem ser mais eficientes que as políticas.

---

[8] Lee *et al.*, 1995.

# 2

Causas

8) O que causa abuso ou dependência?

O abuso e a dependência de drogas iniciam-se com o consumo induzido pelo meio. Mantêm-se inicialmente pelas pressões culturais e ambientais, somados aos efeitos positivos de prazer e alívio de sensações desagradáveis. Num segundo momento, apesar do aparecimento das conseqüências negativas (esta é a fase em que se começa a falar de abuso e, depois, de dependência), há uma sensação de necessidade de uso da droga, na forma de compulsão ou fissura, que mantém o uso.[9] Além disso, apesar dos prejuízos, pode haver uma dificuldade de o indivíduo relacionar o seu comportamento de usar drogas com os prejuízos decorrentes dele. Mesmo quando se dá conta, essa percepção pode ser por demais dolorosa ou gerar uma oscilação – o indiví-

---

[9] Halikas, 1997; Weinstein *et al.*, 1998; Spealman *et al.*, 1999; Tiffany e Conklin, 2000; Meyer, 2000; Littleton, 2000.

duo ora acha que a droga traz prejuízos, ora que os benefícios são maiores. Freqüentemente a pessoa não se mostra convencida de que grande parte de seus problemas decorre do uso da droga, o que possivelmente contribui para a continuidade do uso.[10]

9) A pessoa já nasce com tendência a desenvolver abuso ou dependência ou isso é aprendido?

Evidências comprovam que alguns componentes genéticos facilitam o desenvolvimento de dependência. Os principais estudos foram conduzidos no campo do alcoolismo, em que, por exemplo, a incidência de alcoolismo em filhos de pais dependentes de álcool é de três a quatro vezes maior que a incidência em filhos de pais não alcoólatras. Estudos em gêmeos também tendem a confirmar essa predisposição. Parece haver um papel dos genes também no desenvolvimento da dependência de nicotina (tabagismo).[11] Mas esses mesmos estudos dão a entender que outra parte do problema é causada pelo ambiente. O início do uso das drogas e sua manutenção nos primeiros tempos estão provavelmente relacionados à cultura em que o indivíduo se insere. Se os pais e os colegas usam e acham que "tudo bem usar", que "todos usam", isso provavelmente aumenta os riscos de o jovem usar. Assim como as propagandas, que apresentam as drogas (pelo menos as lícitas) como algo desejável e que torna as pessoas mais interessantes, mais "gosto-

---

[10] Shaffer, 1997.
[11] Anthenelli e Schuckit, 1997.

sas". Fazem parte desse tipo de mensagem aquelas propagandas que relacionam cigarros a independência, masculinidade, charme, capacidade de optar, de ser diferente e bonito. Propagandas de bebidas também costumam apresentar essas características. Ademais, para alguns autores, vivemos inseridos numa cultura de drogas: estamos acostumados a usar drogas a fim de aliviar rapidamente uma série de sofrimentos e a recomendar drogas com freqüência maior que a justificável para nossos filhos. Isso também predisporia os jovens a utilizar drogas como forma de lidar com sensações desagradáveis.[12]

10) Quem usa drogas é doente?

Geralmente, quando se pensa numa pessoa doente, imagina-se alguém com determinado problema físico ou, no caso de problemas mentais, com um comportamento bizarro ou sofrimento causado por problema cerebral. No caso do usuário de drogas, ao menos numa fase do problema, pode não ocorrer esse tipo de manifestação. Assim, para o leigo, parecerá tratar-se de uma pessoa normal que, por algum motivo inexplicável, usa substâncias prejudiciais. Não se sabe ao certo se existe alguma sutil alteração cerebral nos usuários de drogas (ou numa parte deles) ou se há apenas um comportamento alterado. Está claro, porém, que usar drogas não é uma simples opção. Principalmente no caso de dependentes, ninguém usa drogas só porque gosta; existe toda uma dificuldade de a pessoa livrar-se do comportamento de

---

[12] Jonas, 1997; Botvin e Botvin, 1997; U. S. Department of Health and Human Services, 2000.

consumir drogas. O mais importante é não ter raiva do usuário e sim entender suas dificuldades e limitações e ajudá-lo a superá-las. Por outro lado, a possibilidade de a dependência de drogas ter uma causa pelo menos parcialmente cerebral não deve servir como desculpa para o usuário não tentar controlar seu comportamento. Pois, em muitos casos, é possível conseguir esse controle.

11) Existem problemas psiquiátricos que predispõem ao uso de drogas?

É fato que uma grande porcentagem das pessoas que usam drogas enfrenta outros problemas psiquiátricos. Estudos chegaram a encontrar 80,3% de prevalência na vida de **transtornos** psiquiátricos em abusadores/dependentes de drogas, comparado a cerca de 29% naqueles que não tiveram esse diagnóstico. Das pessoas com diagnóstico de **distimia**, 14,6% apresentaram abuso/dependência de drogas (exceto álcool); daquelas com diagnóstico de **personalidade anti-social**, 51,8% já haviam sofrido de abuso/dependência de drogas (exceto álcool).[13] Não se sabe ao certo quando o problema psiquiátrico é causa e quando é conseqüência do uso da droga. Uma terceira possibilidade considera que a mesma alteração cerebral leve a pessoa tanto ao problema de abuso/dependência da droga quanto ao(s) outro(s) problema(s) psiquiátrico(s) associado(s).[14]

---

[13] Russell *et al.*, 1994.
[14] Weiss *et al.*, 1986; Mirin *et al.*, 1991; Rounsaville *et al.*, 1991; Wang *et al.*, 1997; Swendsen e Merikangas, 2000.

12) E causas psicológicas?

O abuso e a dependência, ao que tudo indica, apresentam fatores psicológicos que ajudam em sua manutenção. Tanto o **reforço** social (em certos grupos, por exemplo, é considerado "bonito" beber, fumar ou mesmo usar drogas ilícitas) quanto o uso de drogas para aliviar emoções negativas (cerca de 80% das recaídas em casos de dependentes de álcool são causadas por emoções negativas) ou mesmo para "comemorar": emoções positivas colaboram na continuação do uso, apesar dos prejuízos causados.

13) Por que algumas pessoas podem usar drogas esporadicamente enquanto outras desenvolvem abuso ou dependência?

Não existe uma resposta definitiva para essa questão. Possivelmente, trata-se de uma interação entre fatores genéticos e ambientais. É provável, portanto, que algumas pessoas estejam mais predispostas a desenvolver uma "memória" cerebral da droga, de modo que mais situações levem a uma vontade de usar e seja mais difícil parar. Clinicamente, tem-se a impressão de que, mesmo entre abusadores e dependentes, alguns sofrem menos para parar. Sendo assim, é bom tomar cuidado, pois não é possível prever quem vai se tornar um dependente.

14) Usar drogas é uma forma de autodestruição?

Não há evidências científicas de que, pelo menos habitualmente, o uso de drogas represente um desejo de autodestruição. Entretanto, considerando-se os efeitos maléficos causados por cada substância, vê-se que, lesando o organismo e impedindo o indivíduo de exercer suas funções, as drogas são de fato altamente destrutivas. Neste sentido, seu uso *é* um processo de autodestruição.

15) Usar drogas é fraqueza, "sem-vergonhice"?

Deve-se evitar a alusão ao problema de drogas com vocabulário moralista. Em primeiro lugar, conforme explicado anteriormente, porque a dependência de drogas não é uma verdadeira opção. As drogas criam provavelmente uma espécie de memória no cérebro, de modo que se torna extremamente difícil resistir ao seu uso numa série de circunstâncias. Em segundo lugar, não parece haver nenhuma utilidade prática em taxar os dependentes de fracos ou "sem-vergonhas". Para pessoas que nunca usaram drogas, é difícil imaginar que deixar de usá-las não é apenas uma questão de "não comprar", "não pôr na boca", "não aspirar", como dizem alguns parentes e amigos de pacientes. É difícil imaginar a compulsão, a fissura que os dependentes sentem. Pode-se conseguir a empatia dessas pessoas lembrando das dificuldades que já enfrentaram aqueles que tentaram fazer uma dieta alimentar ou mesmo deixar de fumar – às vezes, esquece-se que o tabaco também é droga... Mesmo quem não enfrentou pessoalmente essas dificuldades, viu outros tentarem, observou pacientes hipertensos que não conseguiam abandonar o sal ou diabéticos que não paravam de comer doces e carboidratos em excesso. Freqüentemente, essas comparações aliviam a pressão moralista sobre o dependente de álcool ou drogas ilícitas. Julgá-los, afinal, não os ajudará a interromper o hábito.

3

Efeitos

16) O que as pessoas sentem quando usam drogas?

Da primeira vez, freqüentemente não sentem nada ou até a reação é aversiva. Com o tempo, numa primeira fase, descrevem sensações de prazer. Sentem-se mais estimuladas, alertas, relaxadas, comunicativas. Algumas drogas, como o LSD e a maconha, podem produzir vivências de alterações de cores e formas ou uma sensação de que a pessoa se está fundindo com o ambiente. Em um segundo momento, aquelas drogas que levam à dependência dão cada vez menos prazer e precisam, para oferecer o mesmo efeito, ter suas doses aumentadas – o que nem sempre funciona. Nesses casos, acabam servindo apenas para aliviar momentaneamente sensações de desprazer, associadas a situações difíceis da vida. Situações que, de alguma forma, desencadeiam uma compulsão para o uso. Freqüentemente, o uso da droga é seguido por vivências extremamente desagradáveis, sejam decorrentes do próprio efeito tóxico da droga (por exemplo, as *bad trips* do LSD), da abstinência que se segue ou do arrependimento por não ter conseguido se controlar.

17) Quais são os efeitos produzidos por cada droga?

Álcool

Em quadros mais leves, a pessoa se torna alegre, desinibida, mais falante e se sentindo mais solta ou calma e sonolenta. Em casos de intoxicação, pode haver comportamento sexual ou agressividade inadequados, humor instável e capacidade prejudicada de julgar a realidade, levando a alterações do funcionamento social ou ocupacional.[15] Os sinais são fala arrastada, falta de coordenação, andar instável, movimentos de vaivém dos olhos (**nistagmo**), prejuízo da atenção e da memória, estupor (o indivíduo fica imóvel e mudo) ou coma.

Alucinógenos

No início, costumam ocorrer efeitos estimulantes, inquietação e sintomas como náuseas.[16] Mas, em seguida, sentimentos de euforia podem alternar-se rapidamente com depressão ou ansiedade. Aparecem sintomas como intensificação subjetiva das percepções (a pessoa sente cheiros de modo mais forte, aquilo que vê parece mais nítido, mais colorido); despersonalização (sente como se não fosse ela mesma, como se seu eu fosse irreal, que seu corpo não é seu,

---

[15] APA, 1994.
[16] APA, 1994.

como se o estivesse observando de fora); desrealização (como se o mundo não fosse real, como se estivesse num filme); **ilusões, alucinações** (principalmente em doses mais altas) e sinestesias (mistura os sentidos, "vendo" sons etc.); idéias de auto-referência (passa a achar que uma série de coisas no ambiente se refere a ela, as pessoas falam dela, o filme na TV tem relação com a sua vida etc.); medo de enlouquecer; idéias de perseguição ou de grandeza; prejuízo no **julgamento** da realidade. A pessoa geralmente percebe que tudo isso é efeito da droga, não é real. Do ponto de vista de alterações físicas, pode apresentar dilatação de pupilas, coração acelerado, suor, palpitações, vista turva, tremores e falta de coordenação.

Anfetamina e substâncias semelhantes

Normalmente, inicia-se com uma sensação de "barato"[17], seguida pelo desenvolvimento de sintomas como: euforia, com maior vigor, afabilidade, hiperatividade, inquietação, **hipervigilância,** sensibilidade interpessoal, loquacidade, ansiedade, tensão, alerta, **grandiosidade,** comportamento **estereotipado** e repetitivo, raiva, lutas e **julgamento** prejudicado. No caso de intoxicação crônica, pode haver embotamento afetivo, fadiga ou tristeza e retraimento social. Essas mudanças comportamentais e psicológicas são acompanhadas por sintomas a exemplo de: **taquicardia** ou **bradicardia,** dilatação das pupilas, pressão sangüínea elevada ou baixa, perspiração ou calafrios, fraqueza muscular, depressão respiratória, dor torácica ou **arritmia cardíaca,** confusão, **convulsões, discinesias, distonias** ou coma.

---

[17] APA, 1994.

Ansiolíticos, sedativos e hipnóticos

Trata-se de medicações usadas para aliviar sintomas de ansiedade, agitação e dificuldade para adormecer ou manter o sono. Usuários de drogas diversas usam-nas a fim de ter "barato", sozinhas ou associadas a outras drogas ou para contrabalançar efeitos indesejados de drogas excitantes como a cocaína. Durante ou logo após seu uso, podem levar a comportamento sexual ou agressivo inadequados, instabilidade do humor e prejuízo do **julgamento** e/ou do funcionamento ocupacional ou social. Pode haver ainda associação com fala arrastada, andar instável, **nistagmo**, problemas de memória ou atenção e níveis de incoordenação capazes de interferir na habilidade de dirigir veículos e no desempenho de atividades comuns, a ponto de causar acidentes e estupor ou coma. Uma característica proeminente é o comprometimento da memória, geralmente na forma de uma **amnésia anterógrada** – semelhante aos apagamentos (*blackouts*) alcoólicos, bastante perturbadores para o indivíduo.[18] O BZD parece capaz de liberar o comportamento sexual, tendo sido envolvido em casos de estupro.[19]

Cafeína

Em doses baixas, a cafeína faz a pessoa sentir-se mais alerta, mais desperta, eventualmente mais animada. Em doses mais elevadas (ou mesmo após a ingestão de apenas 100 mg, dependendo da sensibilidade da pessoa), pode-se vivenciar inquietação, nervosismo, excitação, insônia, rubor facial,

---

[18] APA, 1994.
[19] Saum e Inciardi, 1997.

diurese e queixas gastrintestinais.[20] Com níveis superiores a 1 grama/dia, costumam aparecer abalos musculares, pensamentos e discurso com fluxo errático, **taquicardia** ou **arritmia cardíaca,** períodos de infatigabilidade (o indivíduo não se cansa nunca) e agitação psicomotora.

Canabinóides

Inicia-se com um "barato"[21], seguido de sintomas de euforia, com risos inadequados ou idéias de grandeza, sedação, letargia, comprometimento da memória de curto prazo, dificuldade para a execução de processos mentais complexos, prejuízo do **julgamento,** percepções sensoriais distorcidas, prejuízo no desempenho motor e sensação de alentecimento do tempo. Às vezes ocorre ansiedade (que pode ser grave), **disforia** ou retraimento social. Associam-se ainda sintomas como: vermelhidão na membrana conjuntiva, aumento do apetite, boca seca e **taquicardia**.

Cocaína

Em pequenas doses, dá uma sensação agradável de bem-estar associada a alívio da fadiga, mente alerta, força física e redução da fome. Na intoxicação, com doses maiores, leva a uma maior euforia com aumento de vigor, afabilidade, hiperatividade, alerta, **grandiosidade, hipervigilância,** sensibilidade interpessoal, loquacidade, ansiedade, tensão, inquietação, comportamento **estereotipado** e repetitivo, raiva, **julgamento** prejudicado e, no caso da intoxicação crônica,

---
[20] APA, 1994.
[21] APA, 1994.

embotamento afetivo com fadiga, tristeza e retraimento social. Associam-se sintomas como: **taquicardia, bradicardia;** dilatação das pupilas; pressão sangüínea elevada ou abaixo do normal; perspiração ou calafrios; náusea ou vômitos; evidência de perda de peso; agitação ou **retardo psicomotor;** fraqueza muscular; depressão respiratória; dor torácica ou **arritmias cardíacas;** confusão, **convulsões, discinesias, distonias** ou coma. O uso crônico causa ainda graves **transtornos** da personalidade, insônia, perda do apetite, aumento da tendência à violência e atos anti-sociais.

Drogas projetadas (designer drugs *ou* club drugs)

1. TMF – semelhante aos opióides (deriva do fentanil), mas seis mil vezes mais potente que a morfina;
2. MPPP – semelhante aos opióides (deriva da meperidina);
3. MDMA (*ecstasy*) – gera sensações positivas de intimidade, desbloqueio, facilidade de entrar em contato com os próprios problemas, sensualidade. Bem como sensações negativas de falta de vontade de executar trabalho físico ou mental, diminuição do apetite e contração da musculatura da **articulação têmporo-mandibular;**
4. Nexus (4-bromo,3-4,dimetoxifeniletilamina) – traz efeitos semelhantes aos da MDMA, porém mais potentes;
5. 4-metilaminorex (4MAM ou *U4Euh*) – causa diminuição do apetite e sensação de aumento da energia intelectual. Seus defensores dizem que facilita o trabalho sem causar agitação e até diminui a ansiedade;

6 Metcatinona – efeitos estimulantes semelhantes aos da D-anfetamina: aumento da energia, euforia, excitação, sensação de vigor e de invencibilidade, aumento do desejo sexual, efeitos visuais e mesmo **alucinações**, freqüentemente cefaléias, cólicas abdominais, sudorese e **taquicardia**.

7 GHB (gama-hidróxi-amino-butírico) – gera sensações semelhantes às do flunitrazepam (Rohypnol®). Relatam-se efeitos euforizantes, sedativos e **anabolizantes**.

8 Esteróides **androgênicos anabolizantes** – acredita-se que a testosterona possa propiciar euforia, sensação de maior vigor, comportamentos violentos, irritabilidade, aumento da libido, estados **maniformes**, sintomas depressivos e **psicóticos**, esquecimento e má concentração[22];

9 Fenciclidina – causa beligerância, agressividade, impulsividade, imprevisibilidade, agitação psicomotora, prejuízo no **julgamento** ou no funcionamento social ou ocupacional durante ou logo após o uso. Tais alterações vêm acompanhadas por sintomas como: **nistagmo** horizontal ou vertical, pressão arterial aumentada ou **taquicardia**, torpor ou resposta diminuída à dor, **ataxia**, **disartria**, rigidez muscular, **convulsões** ou coma e **hiperacusia**. Doses mais baixas produzem vertigem, **ataxia, nistagmo**, leve **hipertensão arterial**, movimentos involuntários anormais, fala arrastada, náuseas, fraqueza, tempo de reação mais lento, euforia ou embotamento afetivo, loquacidade e despreocupação. Doses intermediárias geram

---

[22] Galloway, 1997.

pensamento desorganizado, alteração da imagem corporal e da percepção sensorial, despersonalização e sentimentos de irrealidade. Doses mais altas levam a **amnésia** e coma, com analgesia suficiente para cirurgia e **convulsões** com depressão respiratória. Os efeitos começam quase imediatamente após uma dose transpulmonar ou endovenosa, alcançando um pico em minutos. Após doses orais, o pico se dá em cerca de duas horas. Nas intoxicações mais leves, os efeitos desaparecem no decorrer de oito a vinte horas, enquanto os sinais e sintomas de intoxicação grave podem persistir por vários dias. Às vezes ocorre indução de um quadro de **psicose**, que pode durar semanas.[23]

10 Inalantes – produzem sensação de embriaguez ("barato"), beligerância, agressividade, apatia, prejuízo no **julgamento** e no funcionamento social ou ocupacional. Acrescentam-se sintomas como: tonturas ou perturbações visuais (visão turva ou dupla), **nistagmo**, má coordenação, fala arrastada e andar instável, tremores e euforia. Doses mais altas podem levar a letargia, **retardo psicomotor**, fraqueza muscular generalizada, reflexos deprimidos, estupor ou coma.[24] Os padrões, por sua vez, tendem a ser característicos de cada substância.[25] O nitrato de amila, por exemplo, propicia dilatação da musculatura lisa, sensação de agitação, rubor e "tontura", aumentando a vivência de orgasmo. Efeitos adversos incluem palpitações, **hipotensão postural** e dores de cabeça, poden-

---

[23] APA, 1994.
[24] APA, 1994.
[25] O'Brien, 1996.

do haver **evolução** para perda da consciência. Já o óxido nitroso produz euforia, analgesia e, em doses maiores, perda da consciência.

11 Nicotina – causa sensação de alerta associada a certo relaxamento muscular (propriedades tanto estimulantes quanto depressoras).[26] Segundo o *DSM-IV*[27], a intoxicação por nicotina não está incluída entre seus diagnósticos, pois raramente ocorre e é pouco estudada.

12 Opiáceos e opióides – trazem euforia inicial seguida por apatia, **disforia**, agitação ou **retardo psicomotor**, prejuízo no **julgamento** ou no funcionamento social ou ocupacional, durante ou logo após o seu uso. A intoxicação é acompanhada por constrição das pupilas (à exceção dos casos de intoxicação grave, com conseqüente **anóxia** cerebral e dilatação das pupilas) e um ou mais dos seguintes sinais: torpor e até mesmo coma, fala arrastada e prejuízo na atenção ou na memória. O dano à atenção pode chegar ao ponto de o indivíduo ignorar eventos potencialmente perigosos.[28]

18) Quais são os prejuízos que cada grupo de drogas causa ao organismo?

Álcool

Substância tóxica para muitos órgãos, tem como conseqüência de seu uso: doenças do fígado (chegando à **cir-**

---
[26] O'Brien, 1996.
[27] APA, 1994.
[28] APA, 1994.

rose e predispondo ao câncer de fígado) e do sistema cardiovascular, efeitos endócrinos e gastrintestinais, desnutrição, problemas de memória (tanto sintomas que podem desaparecer na pessoa que pára de beber quanto aqueles definitivos, decorrentes de lesão das células nervosas cerebrais)[29], entre outros. São descritas também **psicoses**, a exemplo do **delírio** de ciúmes do alcoólatra. A visão de um alcoólatra em estágio avançado é algo extremamente triste e chocante.

Alucinógenos

Os efeitos negativos mais relatados do LSD são as *bad trips*, com ansiedade aguda e sintomas de pânico que costumam desaparecer em 24 horas. Podem ocorrer também idéias **paranóides** e estado confusional, assim como contração de vasos cerebrais, com resultante paralisia, e acidentes de carro devidos a distorções perceptuais. Em longo prazo, as reações são menos conhecidas e menos comprovadas. As mais divulgadas entre os leigos são os *flashbacks*, episódios nos quais, geralmente por alguns segundos, os indivíduos revivem a experiência sentida durante o uso droga. Embora possam aparecer quadros **psicóticos** mais ou menos prolongados, ainda resta saber se são quadros causados ou apenas desencadeados pelo LSD em pessoas com uma predisposição. Também há relatos de alterações de personalidade após o uso de substância alucinogênica, mesmo que usada uma única vez.[30]

---

[29] O'Brien, 1996.
[30] Pechnik e Ungerleider, 1997.

Anfetamina e substâncias semelhantes

Causam diminuição das quantidades de **noradrenalina** e **dopamina** em vários locais do encéfalo, alterações da neurotransmissão **serotoninérgica**, lesões dos vasos sangüíneos encefálicos, **hipertensão arterial**, lesões do músculo cardíaco, **arritmias cardíacas** e **hipertermia** (em alguns casos, chegando a **convulsões**, coma e hemorragia cerebral). Podem levar ainda a comportamentos violentos e de alto risco.

Ansiolíticos, sedativos e hipnóticos

Os ansiolíticos e hipnóticos com **potencial de abuso** mais usados atualmente pertencem ao grupo dos BZDs. Em determinados casos, ocorrem manifestações como hostilidade, irritabilidade, sonhos vívidos ou perturbadores. Em idosos, mesmo em doses consideradas pequenas, essas medicações estão entre as causas mais freqüentes de confusão mental. Alguns pacientes apresentam ainda ganho de peso e reações tóxicas, que incluem: **exantema**, náuseas, dores de cabeça, prejuízo das funções sexuais, vertigem, sensação de "cabeça oca" (*lightheadedness*). Há também alguns relatos de **agranulocitose**, reações hepáticas, casos de irregularidades menstruais e falta de ovulação. A exposição do embrião a BZDs ingeridos pela mãe pode levar a malformações, ao passo que a exposição do feto pode gerar depressão das funções do sistema nervoso central no recém-nascido.[31]

---

[31] Baldessarini, 1996.

Ainda que seja comum a superdosagem de BZDs, são raros os casos de morte, a não ser que causada por uso conjunto com outras drogas – álcool, por exemplo. No pico de seu efeito, usadas a curto prazo, essas drogas diminuem reflexos, provocam incoordenação motora, aumento do tempo de reação, sensação de moleza e **amnésia** anterógrada.[32] Além disso, combinados à sonolência que ocorre nos primeiros dias a semanas de seu uso, tais efeitos podem produzir sérios acidentes – em idosos, são causa freqüente de quedas, inclusive durante a noite, levando a traumas cranianos com risco de morte.

O principal prejuízo a longo prazo dessas drogas é o comprometimento da memória e do aprendizado.[33]

Drogas mais antigas e com **potencial de abuso** maior que o dos BZDs, os barbitúricos causam também, a curto prazo, dano aos reflexos e à velocidade de reação – que podem durar horas ou mesmo dias. Efeitos residuais incluem vertigem, náusea, vômito e diarréia. Algumas pessoas experimentam grande excitação, em vez de sedação, além de irritabilidade, reações alérgicas (eventualmente associadas a alterações no fígado e outros órgãos) e, em ingestões maiores, depressão respiratória.[34]

Apesar de não muito freqüente, a intoxicação com barbitúricos pode levar à morte, sendo mais perigosa que a intoxicação por BZDs. O uso desse tipo de droga também causa prejuízo comprovado ao aprendizado.

---

[32] Hobbs *et al.*, 1996.
[33] Gorenstein *et al.*, 1995.
[34] Hobbs, 1996.

Cafeína

Em doses suficientemente elevadas, pode levar a intoxicação, **transtornos** ansiosos, alterações do sono, **transtornos** do humor, além de sintomas somáticos como: aumento da freqüência urinária, cefaléias, **taquicardia**, **arritmias** cardíacas, tremores, diarréia, dores ou desconforto gastrintestinais e sensação de cabeça oca (*lightheadedness*).[35]

Canabinóides

A maconha é a mais controvertida das drogas de abuso. Tudo indica que ela realmente pode causar dependência e, sem dúvida, é mais cancerígena que o cigarro comum (comparando-se pesos iguais de tabaco e maconha). Todos os outros prejuízos, porém, são polêmicos. A tabela abaixo expõe a opinião de autores distintos, a título de exemplo:

Prejuízo	Grinspoon e Bakalar (1997)	Brick e Erickson (2000)
Falso senso de maior criatividade e de capacidade de comunicação que pode afetar decisões no campo profissional/acadêmico durante a vigência da intoxicação	Aspecto não discutido	Sim
Prejuízo da memória de curta duração durante a intoxicação	Sim	Prejudica especialmente tarefas que requerem vários passos a fim de serem executadas

(continua)

---

[35] Greden e Walters, 1997.

(continuação)

Prejuízo	Grinspoon e Bakalar (1997)	Brick e Erickson (2000)
Prejuízo da capacidade de dirigir veículos durante a intoxicação	Aspecto não discutido	Embora alguns estudos sugiram que a pessoa se torna mais cuidadosa na vigência de maconha, o prejuízo da memória pode interferir na direção. A maioria dos acidentes com usuários de maconha ocorreu após ingestão de álcool. Estudos indicam ainda piora da capacidade de tomar decisões em situações de emergência inesperadas.
Diminuição da força muscular, da coordenação, do julgamento de situações e da percepção de tempo e distâncias por até oito horas após o uso de um ou dois baseados.	Aspecto não discutido	Sim
Uso prolongado leva à apatia, desmotivação, pensamento lentificado.	Não há evidências científicas.	Faltam evidências científicas.
Vinculação a crimes violentos e agressividade	Talvez até diminua a agressividade.	Não há evidências científicas relevantes.
Ataques de pânico e ansiedade durante a intoxicação	Eventualmente.	Apesar de muito incômodos, são raros. Ocorrem com doses maiores e mais freqüentemente com usuários inexperientes.
Psicose	Não há evidências.	Aspecto não discutido

(continua)

(continuação)

Prejuízo	Grinspoon e Bakalar (1997)	Brick e Erickson (2000)
Lesão cerebral	Evidências apenas em estudos laboratoriais com animais.	Faltam evidências claras.
Sistema imune	Evidências laboratoriais de prejuízo dos leucócitos. Não há evidências de maior probabilidade de infecções ou câncer.	O uso crônico parece comprometer as defesas imunes em experimentos, porém não há evidências de que este comprometimento leve a uma maior suscetibilidade a doenças.
Hormônios sexuais	Diminuição da testosterona e da contagem de espermatozóides. O organismo possivelmente adquire tolerância a esse efeito.	Acontece redução do hormônio sexual masculino testosterona e do feminino luteinizante, mas não há evidências de que isso cause alterações na fertilidade.
Mortalidade	Não há relatos em humanos.	Não há casos de morte conhecidos. A dose mortal seria de aproximadamente vinte mil vezes a dose necessária para produzir "barato".
Danos ao feto	Relatos de casos com baixo peso no nascimento, parto prematuro e lesões semelhantes à da síndrome alcoólica fetal. Faltam comprovações científicas definitivas.	Dificuldade de avaliar prejuízo devido às freqüentes associações com uso materno de outras drogas. Existem, no entanto, evidências de nascimentos prematuros, baixo peso ao nascer e retardo do desenvolvimento (em seres humanos esses indícios não são definitivos), além de relatos de traços craniofaciais semelhantes ao da síndrome alcoólica fetal. Bem como, no nascimento, tendência a tremores, menor habituação a estímulos visuais e respostas de sobressalto aumentadas, que tendem a desaparecer até os 12 meses de idade.

(continua)

(continuação)

Prejuízo	Grinspoon e Bakalar (1997)	Brick e Erickson (2000)
Genes	Aspecto não discutido	Evidências conflitantes sobre lesão cromossomal.
Eliminação no leite materno	Aspecto não discutido	Sim

Cocaína

O uso crônico associa-se a graves distúrbios da personalidade, insônia, perda do apetite, emagrecimento, aumento da tendência à violência e atos anti-sociais. Podem ocorrer ainda **psicose** tóxica, caracteristicamente acompanhada por **delírios paranóides** e graves **alucinações,** de vários tipos – como o indivíduo ter a impressão de que há insetos sob sua pele.[36]

Drogas projetadas (designer drugs ou club drugs)

Por serem as *club drugs* mais consumidas, serão discutidos o GHB e o MDMA. A quetamina e o flunitrazepam são discutidos em outros locais. Conforme citado anteriormente, parece estar havendo um aumento do uso do GHB[37] – droga que pode levar a coma e crises epilépticas, especialmente se associado ao uso da metanfetamina. A combinação com outras drogas (álcool, por exemplo) pode resultar em náuseas e **dispnéia.** Como no caso do flunitrazepam, tem sido associado a casos de abuso sexual.

---

[36] Brick e Erickson, 2000.
[37] Nida, 2003.

MDMA – não há provas definitivas de que, usada nas doses normais por pessoas sem problemas prévios, cause algum prejuízo médico. No entanto, em uma minoria de indivíduos (devido a problemas preexistentes, contextos adversos de administração, uso de múltiplas drogas ou doses altas de MDMA), existem relatos inclusive de mortes. Em animais de laboratório que receberam doses da substância por tempo prolongado, apareceram lesões de células nervosas **serotoninérgicas,** basicamente ao nível dos terminais **axonais,** com regeneração demorada (um ano ou mais) e não garantidamente normal. Usuários de MDMA relataram ainda náuseas, contração espasmódica da musculatura maxilo-mandibular, ranger de dentes, tensão muscular e visão embaçada. Dentre os efeitos menos comuns estão: ansiedade, ataques de pânico e quadros **psicóticos,** um tipo de ressaca no dia seguinte, hipertemia, **rabdomiólise** e intoxicação.[38] Também existem relatos de dependência.[39]

Esteróides androgênicos anabolizantes

Infarto e outros problemas cardíacos, hepatite, ruptura de tendões musculares, infecções no local da injeção, feminilização das mamas masculinas, atrofia de testículos, masculinização de indivíduos femininos e acne são alguns dos efeitos nocivos dos **anabolizantes.**[40]

---

[38] Grob e Poland, 1997; Pechnick e Ungerleider, 1997.
[39] Jansen, 1999.
[40] Galloway, 1997.

Fenciclidina

A intoxicação aguda por essa droga pode levar a: **nistagmo**; coma; aumento dos reflexos nervosos dos tendões musculares; **opistótono**; crises epilépticas; isquemia cerebral (por conta da constrição de vasos sangüíneos); sintomas **psicóticos** semelhantes aos que aparecem na esquizofrenia; agitação; pânico e agressão; **hipertermia**, que pode ser tardia e fatal; **hipertensão arterial** dose-dependente; **catabolização** muscular, com conseqüente **mioglobinúria**; e **insuficiência** renal.[41]

Inalantes

Causam **arritmias cardíacas**, depressão da medula óssea (que produz as células sanguíneas), degeneração cerebral, lesões no fígado, rins e nervos. Existem casos de morte por abuso de inalantes.[42]

Nicotina

Embora com uma toxicidade provavelmente inferior à do seu principal veículo, o tabaco, pode estar relacionada a doenças cardiovasculares, se absorvida rapidamente; ao surgimento de enfisema pulmonar; à piora da função dos pulmões, em pessoas com doença pulmonar preexistente; e a efeitos nocivos para o feto, levando à diminuição da circulação placentária e da oxigenação e ao prejuízo do desenvolvimento cerebral – principalmente quando a nicotina provém do tabaco.[43]

---

[41] Zukin *et al.*, 1997.
[42] O'Brien, 1996.
[43] Schmitz *et al.*, 1997.

Opiáceos e opióides

O uso médico supervisionado não parece causar prejuízos ao organismo. Já o uso endovenoso pelos dependentes é fonte de várias infecções (incluindo hepatite e HIV), e a intoxicação (*overdose*) pode levar a graus variados de prejuízo da consciência, chegando até o coma. Produz ainda depressão respiratória (muitas vezes associada a **edema** pulmonar) e queda da pressão sangüínea (que pode chegar ao colapso cardiovascular). De modo geral, a taxa de mortes na população de abusadores de opióides é bem mais elevada que no resto da população.

19) Quanto tempo de uso é necessário até que a droga comece a prejudicar a pessoa?

Depende. Ao que se sabe, tomar uma xícara de café não causa nenhum mal. Em alguns indivíduos, no entanto, pode haver indução de uma irritação gástrica e mesmo sintomas psicológicos de ansiedade. Logicamente, quanto maior o uso e quanto mais tempo durar, tanto maiores serão os prejuízos. Portanto, os efeitos variam conforme a droga, quem a usa e o prejuízo considerado. Acredita-se, por exemplo, que a heroína, mesmo usada poucas vezes, pode levar à dependência. Mulheres, com a mesma dose ingerida pelo homem, apresentam níveis de álcool mais altos no sangue. Prejuízos como rinite e sangramento da mucosa nasal podem ocorrer logo no primeiro uso de cocaína, enquanto lesões cerebrais geralmente requerem um tempo bem maior. Não há, assim, períodos ígidos para que o indivíduo sofra os efeitos deletérios das drogas. Sobretudo, não há a possibilidade de programar-se para "parar de usar a droga antes que ela faça mal".

20) Uma pessoa pode sofrer de abuso ou dependência e não perceber?

Abusar de drogas significa usá-las apesar dos graves prejuízos causados por elas. Logo, existem casos nos quais a pessoa não percebe os problemas que enfrenta por conta da droga e não se define como abusadora. Muitas vezes, numa discussão com o terapeuta, ela consegue enxergar os prejuízos e, assim, reconhecer sua situação. Entretanto, por uma série de dificuldades e resistências, há indivíduos que, mesmo perante evidências que parecem fortes para outros, não se vêem como abusadores. Nestes casos, deve-se proceder com calma, não pressionar pela aceitação do diagnóstico e sim ajudar a pessoa a perceber, em várias de suas queixas, a influência de seu hábito de abuso de drogas.

O ser humano com freqüência sente que é dono de seus atos, que consegue controlá-los a seu bel-prazer. No caso do usuário, ele pensa que "usa porque quer e, quando quiser, conseguirá parar". Para o terapeuta ou outras pessoas, porém, costuma ficar claro que o indivíduo perdeu o controle sobre o uso – o que, grosso modo, caracteriza a dependência. Também aqui não se deve pressionar pela aceitação do diagnóstico, mas procurar com cuidado mostrar à pessoa os prejuízos que a droga lhe causa, convencê-la a tentar parar. E se a pessoa de fato tentar parar, ela provavelmente sentirá as dificuldades inerentes ao quadro de dependência e, portanto, a provável necessidade de buscar ajuda externa para interromper o uso.

4

Prevenção e família

21) O que se pode fazer para prevenir o uso das drogas?

Crianças pequenas precisam aprender desde cedo a confiar nos pais, a contar a eles seus problemas e dúvidas. Para tanto, os pais não devem ser punitivos. Perante um problema, em vez de brigar com elas, devem analisar a situação e ajudá-las a encontrar soluções. A observação do comportamento, das companhias, do desempenho escolar, a conversa franca com professores e o maior contato possível com a criança – o que às vezes é difícil para os pais que trabalham fora de casa – também favorecem a prevenção. No caso de crianças maiores e adolescentes, é fundamental esclarecê-las (se necessário e elas aceitarem, com o auxílio de um profissional habilitado) acerca das conseqüências tanto positivas quanto negativas das drogas. Enfim, não se pode deixar de mencionar o principal problema: os efeitos imediatos agradáveis das drogas estão relacionados ao **potencial de abuso** (e, portanto, à dependência), e o abuso e a dependência trazem conseqüências extremamente negativas. Infelizmente, o pior das drogas só vem com o tempo e, quando se permite que isso aconteça, parar costuma ser bem mais difícil.

Nos estudos sobre como prevenir uso de drogas em populações de crianças e adolescentes, o fator que parece mais importante (mais que informação, inclusive) é treinar os indivíduos à "resistência social". Sabendo-se então que as drogas têm seu uso iniciado por pressão social (propaganda, pressão dos colegas), deve-se ensinar a criança a resistir a ela de forma eficiente. Em uma situação em que fosse chamado de "*bundão* medroso" por não querer fumar ou beber, o jovem poderia responder com algo como: "Se eu fumasse só porque você está me pressionando, aí sim é que eu estaria sendo *bundão*".[44]

22) Quais sinais sugerem que uma pessoa está usando drogas?

Cada grupo de drogas tem efeitos distintos.[45] Pela descrição, nas questões anteriores, dos sintomas comportamentais e de intoxicação, assim como dos de abstinência, pode-se eventualmente detectar que um amigo ou familiar esteja usando drogas. Além desses sinais mais específicos, mudanças de comportamento, queda do desempenho escolar ou no trabalho, companhia de indivíduos com comportamento suspeito ou confirmado de uso de drogas, desaparecimento de objetos pessoais ou da casa, pedidos extras de di-

---

[44] Botvin e Botvin, 1997; Winick e Larson, 1997.
[45] Johnson *et al.*, 1999.

nheiro, permanência fora de casa por períodos longos e não adequadamente explicados são todos sinais que merecem uma observação mais cuidadosa. Nenhum deles, porém, é específico, uma vez que podem ser causados por outros problemas comportamentais que não o uso de drogas. Assim, muitas vezes, somente a consulta a um psiquiatra possibilitará a definição do problema.

23) Qual a idade em que se costuma iniciar o abuso ou a dependência de drogas?

Não foram encontradas estatísticas referentes ao início do abuso ou dependência, mas apenas ao início do uso – vale lembrar que a maioria daqueles que usam não se torna abusadora ou dependente. No Brasil, um estudo do Conselho Estadual de Entorpecentes (Conen) do Amazonas com estudantes dos ensinos fundamental e médio apontou que a faixa etária para o primeiro uso está entre 13 e 15 anos para o álcool, o tabaco, medicamentos, maconha e solventes; e entre os 16 e 18 anos, para a cocaína.[46] Em um levantamento de 1997, 75% dos estudantes dos ensinos fundamental e médio entrevistados reportaram o consumo de bebidas alcoólicas, sendo que 15% deles haviam bebido seis ou mais vezes no mês – um aumento do consumo freqüente e pesado em relação a levantamentos anteriores. Entre os entrevistados, 24,6% relataram já ter experimentado outras drogas psicotrópicas (além do álcool e do tabaco), variando entre 19%, em São Paulo, e 30,5%, em Porto Alegre. Os inalantes foram as drogas mais citadas (13,8% dos estudan-

---

[46] Cebrid, 2003.

tes disseram já ter feito uso), seguidos pela maconha (7,6%), pelos ansiolíticos (5,8%), pelas anfetaminas (4,4%) e pela cocaína (2%). Nos Estados Unidos, um estudo[47] apontou os seguintes resultados:

Maconha

Dois terços dos novos usuários têm entre 12 e 17 anos. O terço restante, entre 18 e 25 anos.

Cocaína

A idade média de início foi de 19,5 anos.

Heroína

Um maior número de pessoas inicia entre 18 e 25 anos, comparado ao grupo com 12 a 17 anos de idade.

Alucinógenos

Uma quantidade semelhante de indivíduos dos grupos etários de 12 a 17 anos e de 18 a 25 anos iniciou o uso dessa substância, constituindo ambos os grupos a grande maioria dos novos usuários.

Medicações para dor

A grande maioria dos iniciantes encontra-se na faixa dos 12 a 25 anos, com um aumento maior da incidência em pessoas com idade entre 12 e 17 anos – se comparados aos outros grupos e aos anos anteriores.

---

[47] Noto, 1999.

Álcool

A grande maioria (67%) dos novos usuários aparece na faixa dos 12 aos 17 anos.

Cigarros

A idade média encontrada foi de 17,7 anos.

Tabaco não fumado

Mais da metade dos iniciantes situa-se na faixa dos 12 aos 17 anos.

24) Como deve agir a família do usuário de drogas?

Seu papel é extremamente importante. Existem indícios de que, pelo menos em alguns grupos de usuários (por exemplo, ex-detentos), o bom relacionamento com a família pode constituir um dos principais fatores na prevenção da recaída.[48] Acredita-se que a família deva freqüentar o psiquiatra mesmo que não se consiga, num primeiro momento, envolver o usuário de drogas no processo.[49] De modo geral, a família precisa ter em mente os seguintes aspectos:

1. O uso de drogas é um problema numa constelação de dificuldades enfrentadas pelo usuário: geralmente, quando a família procura o profissional, o usuário apresenta uma série de problemas (profissionais, escolares, interpessoais), além do uso de droga em si.

---
[48] Slaght, 1999.
[49] Garrett *et al.*, 1999.

2. Adotar uma posição de críticas severas, brigas ou castigos ao descobrir que a pessoa usa drogas não impede que ela as continue usando – apenas a levará a esconder o fato da família. Assim, se as provas de uso forem irrefutáveis, o familiar deve conversar com o usuário a fim de alertá-lo para as conseqüências negativas e sugerir que procure um psiquiatra. Caso o familiar apenas desconfie do uso de drogas, ele deve se orientar com um psiquiatra e tentar estabelecer com o possível usuário um diálogo mais amplo, perguntando sobre sua vida, que problemas enfrenta, como poderia ajudar a solucioná-los. Enfim, precisa-se encarar o eventual uso de drogas como um problema a ser enfrentado, sempre contando com a ajuda da família.
3. Outra alternativa é desaprovar determinados comportamentos da pessoa sem necessariamente relacioná-los ao uso de droga – esse tipo de atitude pode motivar a pessoa a procurar ajuda. É como se a família dissesse: "Não sei se você está agressivo por causa de drogas, mas precisamos encontrar uma saída, porque assim não dá!" Dessa forma, evita-se culpar a droga por algo que ela pode não estar causando e impede-se que o paciente argumente negando o uso. A mensagem é: "Não importa qual a causa, precisamos resolver o problema".
4. Se a família fingir que não vê nada, der dinheiro ao usuário ou pedir que ele use as drogas em casa para correr menos riscos que na rua, deve estar ciente de que esses comportamentos apenas facilitam o uso.

25) As crianças devem ser informadas quando um familiar usa drogas?

É impossível dar uma resposta definitiva para essa pergunta. Geralmente, não há por que um adolescente não ser informado do que ocorre à sua volta, mas, em última análise, cabe aos pais decidir. Quanto mais velha e madura for a criança, mais deve receber informações. Mesmo as crianças pequenas, que não se beneficiem com a totalidade das informações e que até possam ser prejudicadas pelo conhecimento completo, precisam saber que existe um problema. Conversar com elas e perguntar como se sentem é sempre uma boa atitude. Pouco adianta não falar nada e a criança presenciar as brigas na família, o comportamento alterado dos membros e os prejuízos decorrentes do uso de drogas. Deve-se estar aberto para as angústias e dúvidas da criança e envolvê-la na solução dos problemas, respeitando suas capacidades e desenvolvendo-as gradualmente, de modo que ela possa aplicar esse aprendizado em sua vida atual e futura.

5

Tratamento

26) A pessoa pode largar o vício sozinha?

Certamente. Entretanto, há indícios de que o tratamento – embora longe de ser perfeito – aumenta a freqüência de resultados positivos. Indivíduos que se tratam têm maior chance de ficarem abstinentes ou diminuírem o uso e as recaídas.[50]

27) O que é síndrome de abstinência?

Trata-se de uma alteração prejudicial do comportamento (com diferenças para cada droga) que apresenta sintomas tanto físicos quanto psicológicos, causando sofrimento e prejuízos no funcionamento social, ocupacional e em outras áreas importantes da vida. Ela surge quando a pessoa – depois de usar uma droga em grande quantidade e durante

---

[50] Hubbard, 1997; U. S. Department of Health and Human Services, 2000.

muito tempo – pára de vez ou simplesmente diminui seu consumo. A síndrome de abstinência acontece porque muitas drogas, ao serem usadas repetidas vezes, obrigam o organismo a encontrar um novo equilíbrio para seu funcionamento, incluindo a presença da droga (dependência física) – por isso, a maioria das pessoas (ou todas) com síndrome de abstinência sente uma grande vontade de usar a droga que abandonou.[51] Nesse estado, a substância química, apesar dos prejuízos que causa, passa a fazer parte de alguns processos executados pelo organismo. Logo, se a droga for abruptamente retirada ou houver uma súbita diminuição da dose administrada, o organismo passa a sentir falta dela, e isso se manifesta, geralmente, por efeitos opostos àqueles causados pela droga.[52] Se uma droga tem efeito tranqüilizante, por exemplo, o indivíduo tenderá a ficar ansioso, agitado. Na ausência da droga com efeito euforizante, a pessoa se apresentará depressiva. Se a droga tiver efeito anticonvulsivante, haverá possibilidade de **convulsões**.

28) Quais são as características da síndrome de abstinência de cada grupo de drogas?

De acordo com a APA, para que se faça um diagnóstico de síndrome de abstinência, os sintomas manifestados devem ser suficientemente graves para causar sofrimento ou prejuízo clinicamente significativo no funcionamento social, ocupacional ou em outras áreas importantes da vida do indivíduo.

---

[51] APA, 1994.
[52] O'Brien, 1996.

Álcool

Devem ocorrer ao menos dois dos seguintes sintomas, após a interrupção de uso prolongado: hiperatividade autonômica (por exemplo, sudorese ou **taquicardia**); tremores intensos; insônia; náusea ou vômito; **alucinações** ou **ilusões** visuais, táteis ou auditivas transitórias; agitação psicomotora; ansiedade; **convulsões tipo "grande mal"** (crises epilépticas envolvendo todo o corpo).[53]

Alucinógenos

Os alucinógenos não apresentam síndrome de abstinência. Mas isso não deve ser usado como argumento favorável ao seu uso, que traz diversas outras conseqüências negativas.

Anfetamina e substâncias semelhantes

Após a interrupção do uso de anfetamina ou substância semelhante, a pessoa apresenta humor **disfórico** e duas (ou mais) das seguintes alterações fisiológicas, que se desenvolvem de horas a dias depois da interrupção: fadiga; sonhos vívidos e desagradáveis; insônia ou hipersônia (excesso de sono); aumento do apetite; retardo ou agitação psicomotora.

Ansiolíticos, sedativos e hipnóticos

Após a cessação (ou redução) do uso pesado e prolongado de sedativos, hipnóticos ou ansiolíticos, a pessoa desenvolve dois ou mais dos seguintes sintomas, dentro de al-

---

[53] APA, 1994.

gumas horas a alguns dias: hipcratividade autonômica (por exemplo, sudorese ou freqüência cardíaca acima de cem batimentos por minuto); tremor aumentado das mãos; insônia; náusea ou vômito; **alucinações** ou **ilusões** visuais, táteis ou auditivas transitórias; agitação psicomotora; ansiedade; **convulsões tipo "grande mal"** (tônico-clônicas primariamente generalizadas).[54]

Cafeína

A abstinência de cafeína ainda é considerada assunto para pesquisa, com um quadro ainda não suficientemente confirmado. De qualquer forma, neste contexto, os sintomas que surgiriam após a interrupção abrupta do uso de cafeína, depois de seu uso diário prolongado, seriam cefaléia associada a fadiga ou sonolência acentuada; ansiedade ou depressão acentuada; náusea ou vômito.

Canabinóides

A maconha e substâncias semelhantes não costumam levar à síndrome de abstinência, quando seu uso é interrompido – o que novamente não deve valer como argumento favorável ao seu uso, haja vista os efeitos que causam no organismo. Mas nos casos em que se descrevem sintomas de abstinência após uso prolongado de maconha, eles são os seguintes: irritabilidade; inquietação; insônia; nervosismo; diminuição do apetite; perda de peso; tremores.[55]

---

[54] APA, 1994.
[55] Brick e Erickson, 2000.

Cocaína

Após a interrupção de uso prolongado de cocaína, a pessoa apresenta humor **disfórico** associado a pelo menos um dos seguintes sintomas: fadiga; sonhos vívidos e desagradáveis; insônia ou hipersônia; aumento do apetite; retardo ou agitação psicomotora.

Drogas projetadas (designer drugs ou club drugs)

Embora a principal droga do grupo, a MDMA, não apresente síndrome de abstinência descrita claramente, assim como ocorre com outras anfetaminas, ela pode manifestar-se como mal-estar geral, fadiga, sintomas depressivos, insônia e ideações suicidas, de horas a dias após a interrupção de seu uso. O GHB pode produzir insônia, ansiedade, tremores e sudorese.

Esteróides androgênicos anabolizantes

Fadiga, humor deprimido e desejo de usar droga são os sintomas mais freqüentemente descritos.

Fenciclidina

Os sintomas possivelmente acarretados pela abstinência de fenciclidina e sua importância clínica ainda são incertos. Entretanto, o fato de não haver descrição de síndrome de abstinência grave não deve ser usado como argumento a favor de seu uso.

Inalantes

Os inalantes não levam à síndrome de abstinência quando seu uso é interrompido. O que não vale como justificativa para ignorar as conseqüências negativas que acarretam para o organismo.

Nicotina

Após interrupção ou redução abrupta do uso diário de nicotina por pelo menos algumas semanas, o indivíduo, dentro de 24 horas, apresenta quatro ou mais dos seguintes sinais: humor **disfórico** ou deprimido; insônia; irritabilidade, frustração ou raiva; ansiedade; dificuldade para concentrar-se; inquietação; freqüência cardíaca diminuída; aumento do apetite ou ganho de peso.

Opiáceos e opióides

Após interrupção ou redução abrupta do uso pesado e prolongado de opiáceos e opióides por pelo menos algumas semanas, ou da administração de um **antagonista** de opiáceos e opióides, o indivíduo apresenta três ou mais dos seguintes sinais: humor **disfórico**; náusea ou vômito; dores musculares; lacrimejamento ou **rinorréia**; dilatação das pupilas, **pilo-ereção** ou sudorese; diarréia; bocejos; febre; insônia.[56]

29) Existem exames laboratoriais capazes de dizer se a pessoa sofre de abuso ou dependência?

Exames laboratoriais detectam, com uma precisão de horas ou semanas (dependendo da droga e da quantidade usada), se a pessoa usou drogas ou não. Mas nem todas as pessoas que usaram drogas são abusadoras ou dependentes.

---

[56] APA, 1994.

Exames como os de imagens cerebrais, de sangue etc. são pedidos para verificar se houve algum prejuízo físico causado pela droga, o que pode contribuir para o diagnóstico, mas não é suficiente para fazê-lo. O abuso e a dependência são padrões de comportamento que somente um especialista – geralmente, um médico psiquiatra – pode diagnosticar por meio de entrevistas com o paciente e, muitas vezes, também com familiares e conhecidos. Ademais, mesmo que os resultados dos exames estejam normais, isso não significa que a droga não prejudique a pessoa. Apesar dos avanços da investigação laboratorial, os exames ainda não são suficientemente detalhados para detectar prejuízos mais sutis causados pela droga. Além disso, grande parte dos danos trazidos pela maioria das drogas é comportamental, e não físico. Desse modo, é muito mais comum encontrar dependentes de álcool entre as pessoas que têm problemas no trabalho, na família etc. do que entre aquelas que têm, por exemplo, **cirrose hepática**.

30) Que profissional deve tratar de abuso ou dependência?

De modo geral, os psiquiatras têm a melhor formação para diagnosticar e tratar de pessoas com problemas de drogas.[57] Outros profissionais freqüentemente envolvidos no tratamento são médicos de outras especialidades, psicólogos e assistentes sociais. Além de ser médico (possibilitando, portanto, a execução de um diagnóstico médico e de um tratamento de várias das complicações clínicas com o

---

[57] Chappel e Lewis, 1997.

uso de medicações, quando indicado), é mais provável que o psiquiatra tenha passado, durante sua especialização ou residência médicas, por uma formação específica para lidar com essa população. Também existem indícios de que, comparados a outras especialidades médicas, os psiquiatras se mostram mais interessados em tratar desses pacientes, são menos preconceituosos e têm atitudes mais positivas.[58] Os outros profissionais podem ser um importante complemento para o tratamento, numa abordagem multidisciplinar. Finalmente, deve-se esclarecer que, por enquanto, pela legislação brasileira, todo médico está legalmente autorizado a tratar desses pacientes, mesmo que não seja formado em psiquiatria.

31) Quais as vantagens e desvantagens de uma equipe multiprofissional?

A principal vantagem de uma equipe multiprofissional consiste na abordagem do paciente a partir de múltiplos ângulos. O médico assume uma postura mais clínica, preocupando-se com o diagnóstico médico, a solicitação de exames laboratoriais, o eventual uso de medicações, a pesquisa de complicações clínicas, a responsabilidade por uma eventual internação. O psicólogo se responsabiliza pela psicoterapia, aspecto fundamental de qualquer abordagem do paciente com problemas de drogas. Ao enfermeiro cabem o diagnóstico e os cuidados de enfermagem. Ao assistente social, a abordagem dos aspectos sociais da gênese do problema assim como seu tratamento. E o terapeuta ocupacional

---

[58] Chappel e Lewis, 1997.

procede à avaliação ocupacional e à terapia baseada nela. Um educador físico pode introduzir um programa de exercícios que desvie a atenção que o paciente dirigiria para drogas, estimulando um estilo de vida mais saudável. Um nutricionista avaliaria as conseqüências nutricionais do uso de drogas e poderia ajudar a elaborar uma dieta saudável para casos em que medicações ocasionam aumento de peso ou síndromes de abstinência que cursem com aumento da fome. Dessa forma, o paciente pode usufruir de todos os profissionais que existem para ajudá-lo. Já as desvantagens referem-se especialmente à questão de custo-benefício. Dependendo de como estiver organizado o atendimento multiprofissional, ele pode sair muito mais caro que o atendimento por um ou dois profissionais (por exemplo, um psiquiatra e um psicólogo). Além disso, não existe prova científica de que esse tipo de abordagem seja realmente mais eficaz. Pode-se então, de acordo com cada caso, adequar o uso de um ou mais profissionais, em casos mais graves ou situações específicas.

32) Quais são os tratamentos da intoxicação, da abstinência, do abuso e da dependência?

Em uma primeira fase, tratam-se a intoxicação e a síndrome de abstinência. A médio e longo prazo, o tratamento consiste em prevenir-se a recaída, o que pode envolver medicações, mas geralmente tem um importante envolvimento da psicoterapia, aspecto que discutiremos adiante.

Álcool

Pacientes conscientes não precisam ser internados; no pronto-socorro, geralmente são posicionados em **decúbito**

lateral ou com a face voltada para baixo, a fim de evitar a aspiração de eventuais vômitos e espera-se a embriaguez ceder. Já pacientes **psicóticos**, agressivos, com intoxicação patológica (comportamento excitado, agressivo e mesmo **psicótico** em seguida à ingestão de pequenas doses de álcool) ou em coma precisam de abordagens mais intensivas, incluindo internação.[59] Os possíveis sintomas de abstinência devem ser tratados e, em alguns casos, prevenidos: os sintomas resultantes de deficiência de vitamina B1 (tiamina), administrando-se uma dose intramuscular de 300 mg de tiamina nos primeiros sete a quinze dias, seguida por administração oral[60]; a deficiência de folato, que pode levar, por exemplo, à anemia, é prevenida/tratada com a administração de 1 mg diário da substância; e, para prevenir os sintomas neuropsiquiátricos da abstinência, recomenda-se a administração de tranqüilizantes, especialmente do grupo dos BZDs. Costuma-se acrescentar ainda complexos vitamínicos para suprir outras deficiências do usuário crônico de álcool.[61] A farmacoterapia específica a médio/longo prazo inclui a naltrexona, o acamprosato, o dissulfiram e o topiramato.

Alucinógenos e canabinóides

Em relação aos canabinóides, a maioria das reações adversas não requer medidas medicamentosas específicas – observar a pessoa intoxicada e confortá-la geralmente é suficiente. No caso do PCP, há indícios de que a tentativa de

---

[59] Chang e Kosten, 1997.
[60] Laranjeira *et al.*, 2000.
[61] Chang e Kosten, 1997.

confortar o usuário pode exacerbar os efeitos da intoxicação. Deve-se então proporcionar um ambiente tranqüilo, seguro e de observação; eventualmente pode-se fazer uma lavagem gástrica e desintoxicação com carvão ativado. Para os outros alucinógenos, a opção é mesmo manter o paciente em observação, procurar confortá-lo e explicar que aquilo que ele sente se deve à presença no seu organismo da substância química que usou.[62]

Anfetaminas

Recomenda-se proporcionar **medidas de suporte**: tratar a agitação com BZD; se houver um quadro **psicótico**, usar medicações antipsicóticas; no caso de **hipertermia**, proceder ao resfriamento externo do paciente; se houver crises epilépticas, administrar medicações como o diazepam ou a fenitoína; acidificar a urina para aumentar a eliminação das drogas. Já **hipertensão arterial** e **taquicardia** graves podem requerer um clínico especialista. A abstinência de anfetaminas caracteriza-se por excesso de sono, depressão, fadiga e/ou apatia – sintomas que costumam ser transitórios.[63]

Ansiolíticos, sedativos e hipnóticos (BZDs)

Raramente uma intoxicação por esses tipos de fármacos resulta na procura de tratamento. Situações como reações paradoxais, caracterizadas por desinibição e hiperexcitabilidade, requerem apenas observação e conforto para o paciente, pois costumam desaparecer em algumas horas. Em

---
[62] Chang e Kosten, 1997.
[63] Chang e Kosten, 1997.

caso de *overdoses* acidentais ou deliberadas que levem ao coma, entra o tratamento de suporte, para prevenir colapso cardiorrespiratório, e o uso do flumazenil, um **antagonista**. Se a ingestão for recente, realizar lavagem gástrica é uma opção. Quando se conhece o tipo e a dose de medicação usada, sintomas graves de abstinência podem ser prevenidos com a diminuição lenta e gradual da dose, no decorrer de semanas. Quando não se conhece a dose e o tipo de sedativo, podem ser administrados não mais que 500 a 600 mg de fenobarbital em 24 horas, divididos em várias doses, ou proceder-se à administração dessa medicação com base num teste de tolerância ao pentobarbital.[64]

Cafeína

O tratamento da intoxicação inclui **medidas de suporte**, tratamento com múltiplas doses de carvão e eliminação extracorpórea da cafeína por meio de hemoperfusão por carvão. Razões teóricas justificam o uso de adenosina para prevenir crises **convulsivas**, e de beta-bloqueadores no caso de **arritmias**. O tratamento de quadros de cafeinismo (padrão de uso prejudicial) consiste na interrupção do consumo de cafeína; se a suspensão abrupta da cafeína trouxer sintomas graves de abstinência, pode-se fazer uma suspensão gradual. No que concerne a impedir recaídas, porém, há indícios de que a suspensão total é mais eficaz que a gradual. Deve-se atentar ainda para outras drogas (inclusive medicações) que estejam sendo consumidas, pois a cafeína pode alterar seu metabolismo.

---

[64] Chang e Kosten, 1997.

Canabinóides

Existem evidências, com base em estudos em animais, que uma substância de nome rimonabant possa ser útil no tratamento da dependência de maconha.[65]

Cocaína

Recomenda-se abordagem semelhante à das anfetaminas. Existem várias drogas em pesquisa para o tratamento do abuso de cocaína, por exemplo os inibidores seletivos de recaptação (ISRs) de **dopamina**.[66] Não há evidências científicas de que a acupuntura possa ser útil no tratamento da dependência de cocaína.[67]

Drogas projetadas (designer drugs ou club drugs)

Não há tratamento específico para a MDMA. Em animais experimentais, a administração de **inibidores seletivos de recaptura da serotonina** parece impedir as lesões causadas pelo uso da MDMA.[68] Em casos de intoxicação, deve-se puncionar uma veia para hidratação endovenosa. Pode haver ainda necessidade de tratamento de **arritmias** cardíacas, **hipertermia, acidose** metabólica e **hipertensão arterial**, ou mesmo de restrição física, em casos de agitação[69] – a fim de controlar a **hipertermia** presente.[70] A abstinência de GHB pode ser tratada, por exemplo, com BZD de curta ação.[71]

---

[65] Hart, 2005.
[66] Carrol *et al.*, 2006.
[67] Gates *et al.*, 2006.
[68] Grob e Poland, 1997.
[69] Shannon, 2000.
[70] Padkin, 1994.
[71] McDaniel e Miotto, 2001.

Esteróides androgênicos anabolizantes

Como não existem tratamentos específicos, devem ser tratados farmacologicamente os efeitos adversos do uso e da abstinência, de acordo com os sintomas presentes – por exemplo, **antipsicóticos** no caso de **psicoses** tóxicas.[72]

Fenciclidina

O principal tratamento farmacológico da intoxicação é a sedação, com benzodiazepínicos ou **neurolépticos**. Pode-se tentar também a administração de carvão ativado para diminuir seus efeitos tóxicos. É importante proporcionar ainda um ambiente o mais livre possível de estímulos, uma vez que a pessoa intoxicada se encontra hiperexcitável. De resto, por não haver **antagonista** específico, cada efeito tóxico deve ser tratado de acordo com o órgão afetado. A abstinência de PCP, apesar de descrita em animais, não foi suficientemente estudada em humanos.[73]

Inalantes

Medidas de suporte constituem o tratamento comum. Os pacientes ficam sóbrios após cerca de vinte minutos respirando ar puro.[74]

Nicotina

A nicotina não costuma ser usada em padrões que levem à intoxicação e requeiram tratamento. Sua abstinência,

---

[72] Galloway, 1997.
[73] Zukin, Sloboda e Javitt, 1997.
[74] Flanagan, 1994, *apud* Greenes, 1996.

contudo, vem sendo tratada com formas não tabagínicas de administração de nicotina (no Brasil, existem a goma e o adesivo; nos Estados Unidos, há também *sprays* nasal e oral – tipo "bombinha" para asmáticos), além da bupropiona, um antidepressivo que diminui a vontade de fumar. Atualmente, acrescentaram-se duas novas drogas ao arsenal terapêutico: a vareniclina e o rimonabant. Deve-se ter em mente que estas são alternativas adjuntas do tratamento, cuja eficácia aumenta com a aplicação de técnicas cognitivas/comportamentais. Mesmo assim, a maioria dos fumantes acaba tendo algum lapso de consumo, já no primeiro ano de tentativa de abandonar o hábito.[75]

Opiáceos e opióides

A superdosagem (*overdose*) é tratada com um **antagonista**, o hidrocloreto de naloxone, administrado por via endovenosa, que reverte a depressão respiratória. Se o opióide tiver sido consumido pela boca, pode-se tentar induzir o vômito, fazer lavagem gástrica e administrar carvão ativado. Em caso de **edema** pulmonar, há necessidade de ventilação pulmonar artificial. Para tratar da abstinência, além do recurso da acupuntura, recomenda-se a administração de drogas como a clonidina, a metadona e a buprenorfina. A médio e longo prazo, a droga mais usada é a metadona, que, embora seja a mais eficaz para manter o indivíduo em tratamento, apresenta a desvantagem de ser ela própria um opióide.[76]

---

[75] Schmitz, Schneider e Jarvik, 1997.
[76] Chang e Kosten, 1997.

33) Quais são e como agem as medicações indicadas para o tratamento de abuso ou dependência?

As medicações de eficácia mais comprovadas no tratamento da dependência e abuso a médio e longo prazo são:

Álcool

Dissulfiram

O álcool é transformado no organismo em acetaldeído, uma substância tóxica que, por sua vez, é transformada pela aldeído-desidrogenase em ácido acético (o principal ácido presente no vinagre de cozinha), que é facilmente eliminado. O dissulfiram age bloqueando a enzima desidrogenase hepática. Quando a pessoa é exposta ao álcool, o acetaldeído produzido se acumula no sangue e nos tecidos, chegando a concentrações cinco a dez vezes maiores do que as dos indivíduos que não receberam dissulfiram. Estão associados sintomas como: **dispnéia**, cefaléia pulsátil (dor de cabeça latejante), sensação de calor e rubor na face, náusea e vômito, sudorese, sede, dor torácica, hipotensão arterial (queda da pressão sangüínea), desmaio, sensação de fraqueza e desconforto, vertigem, visão embaçada e confusão mental. O rubor pode ser substituído por palidez, e a pressão, cair ao nível de **choque**. A crise dura de trinta minutos a várias horas. Por conta dessas sensações desagradáveis, a pessoa evita o consumo do álcool. Mas a qualquer momento o paciente pode parar de tomar o remédio, interrompendo o tratamento, e voltar a beber. A sensibilidade das pessoas à medicação varia daquelas que apresentam fortes reações mesmo com pequenas doses de bebida – e mesmo três a quatro dias (máximo de catorze dias) após pararem de tomar dissulfiram – até aquelas que não apresentam nenhuma reação, pelo menos com as doses habituais do remédio.[77] O risco de morte para quem mistura dissulfiram com bebidas alcoólicas é muito baixo, porém não inexistente. Em alguns casos, pede-se ao paciente que assine um termo de consentimento para o uso desta medicação.

Acamprosato

Possivelmente modula a transmissão de estímulos nervosos dependentes do subtipo de **receptor** N-metil-D-aspartato (NMDA).[78] Trata-se de um dos **receptores** aos quais se liga a substância glutamato, que conduz estímulos excitadores no cérebro – durante a fase de abstinência, o sistema do glutamato pode estar hiperativo no dependente de álcool. O efeito dessa modulação seria a diminuição do desejo e da compulsão por bebida.

Naltrexona

Dois tipos de **receptores** de opióides **endógenos** (mu e delta) parecem estar envolvidos nas ações reforçadoras do álcool.[79] A naltrexona bloquearia estes **receptores**, dificultando o **reforço** positivo pelo álcool. No que se refere ao comportamento, isso levaria a uma diminuição da probabilidade de o indivíduo, uma vez exposto ao álcool, voltar a

---

[77] Hobbs *et al.*, 1996.
[78] Al Qatari *et al.*, 1998, *apud* Prendergast, 2001; Nassila *et al.*, 1998, *apud* Prendergast, 2001.
[79] Nutt, 1999.

beber. Em termos cognitivos, diminuiria a sensação de prazer obtida com o álcool. Na dependência de opióides, a naltrexona age diminuindo o efeito **reforçador** dessas drogas pelo bloqueio dos **receptores** de opióides. Contudo, a taxa de adesão a esse tratamento, entre os dependentes de opióides, é muito baixa.[80]

Nicotina

Bupropiona

A atividade **dopaminérgica** dessa substância possivelmente afeta vias de gratificação, enquanto sua atividade noradrenérgica alivia os sintomas de abstinência da nicotina. Além disso, ela competiria com a nicotina ao nível dos **receptores** de nicotina.[81] Desse modo, os dependentes de nicotina sob efeito da bupropiona sentiriam menos sintomas de abstinência ao deixar a nicotina e menor prazer no caso de usá-la. Alguns tabagistas referem também um efeito aversivo ao tabaco, quando usado durante a vigência da bupropiona (observação pessoal do autor e de outros colegas).

Terapia de reposição de nicotina (TRN)

Embora a substância do tabaco que cause dependência seja a nicotina, o maior prejuízo ao usuário é gerado por outras substâncias presentes no tabaco.[82] Tendo isso em vista, fornece-se nicotina ao dependente com risco reduzido e

---

[80] Greenstein *et al.*, 1997.
[81] Covey *et al.*, 2000.
[82] Schmitz *et al.*, 1997.

em quantidades progressivamente menores, diminuindo assim os sintomas de abstinência.

Nortriptilina

Acredita-se que este medicamento funcione inibindo a recaptura neuronal de **noradrenalina**[83], diminuindo os sintomas de abstinência. Entretanto, a nortriptilina afeta outros sistemas de neurotransmissão, e ainda não se sabe ao certo de onde provém sua eficácia anti-recaída.[84] Pelo fato de sua eficácia não ser tão bem comprovada quanto a da bupropiona e a da nicotina sem tabaco, considera-se este um tratamento de segunda opção.

Clonidina

Inicialmente aplicada ao tratamento da **hipertensão arterial**, por seu efeito de estimular os **receptores** α_2 – noradrenérgicos (que diminuem a pressão arterial), mostrou ser útil também na diminuição da fissura e compulsão por fumar. Todavia, devido a seus efeitos colaterais e ao fato de não ter sua eficácia tão bem comprovada quanto a da bupropiona e a da nicotina sem tabaco, considera-se este também um tratamento de segunda opção.[85]

Vareniclina

A vareniclina é um agonista parcial do receptor nicotínico colinérgico $\alpha 4\beta 2$. Assim, supõe-se que, por ser agonis-

---

[83] Prochazka *et al.*, 1998; Covey *et al.*, 2000.
[84] Prochazka *et al.*, 1998.
[85] Covey *et al.*, 2000.

ta, diminua a fissura por nicotina e, por ser parcial, iniba o efeito reforçador que o uso associado de nicotina (por exemplo, fumar) possa ocasionar. Por enquanto, não é uma droga de primeira linha, mas seu uso já foi aprovado em vários países, inclusive Estados Unidos e Brasil.

Rimonabant

O rimonabant é um bloqueador de receptores canabinóides (normalmente envolvidos nos efeitos da maconha) do tipo CB-1. Ele é usado como moderador de apetite e tem sido estudado como possível droga anti-recaídas no tabagismo.[86]

Opióides e opiáceos

Metadona

Trata-se de um dos casos mais bem-sucedidos no tratamento de dependências. A metadona, um **agonista** opióide (atua principalmente nos **receptores** mu) de ação prolongada, substitui o opióide do qual a pessoa é dependente – geralmente, a heroína –, diminuindo ou anulando a compulsão de uso. Ademais, ela apresenta a propriedade de tolerância cruzada, em função da qual a pessoa sob seu efeito tem uma menor probabilidade de apresentar uma reação como *overdose* no caso de consumir heroína, por exemplo. Administrada diariamente e em doses adequadas, proporciona resultados muito positivos com relação à abstinência de heroína.[87]

---

[86] O'Brien, 2005.
[87] Lowinson *et al.*, 1997.

L-ACETIL-METADOL (LAAM)

É uma droga com mecanismo de ação semelhante ao da metadona, porém com vida mais prolongada – precisa ser administrada apenas três vezes por semana.[88]

BUPRENORFINA

É uma droga que simula, em parte, o efeito dos opióides, fazendo uma substituição parcial e, ao mesmo tempo, dificultando o acesso dos opióides aos **receptores** cerebrais.

Drogas projetadas (designer drugs *ou* club drugs)

FLUOXETINA

Existe pelo menos um estudo, em animais, que sugere que a fluoxetina possa ser útil no tratamento do abuso de metanfetamina.[89]

Associação cocaína-álcool

DISSULFIRAM + NALTREXONE

Há sugestões de que a associação de dissulfiram e naltrexone possam ajudar na abstinência do uso de cocaína associada ao álcool, nas primeiras semanas de tratamento.[90]

---

[88] Greenstein *et al.*, 1997.
[89] Takamatsu *et al.*, 2006.
[90] Grassi *et al.*, 2007.

Associação tábaco-álcool

Segundo alguns autores, o topiramato poderia ser útil tanto no tratamento de alcoolismo quanto no do tabagismo associado ao alcoolismo. Sua ação ocorreria por meio da modulação da atividade dopaminérgica no sistema de gratificação mesolímbico-cortical.[91]

Outros tipos de drogas de abuso não possuem, por enquanto, tratamento comprovado.

34) Essas medicações causam dependência?

A metadona, o LAAM e a buprenorfina apresentam **potencial de abuso** limitado.[92] Considerando-se as vantagens, seu uso no tratamento de dependência de opióides é plenamente justificável. Em relação à bupropiona, existem relatos de **potencial de abuso** em animais[93] assim como em seres humanos[94], que, no entanto, parecem pouco relevantes.[95] A nortriptilina, a clonidina, o dissulfiram, a naltrexona, o topiramato e o acamprosato não têm **potencial de abuso**.

35) É possível tratar o abuso ou a dependência só com medicações?

No caso de abuso, pelo próprio conceito, não há perda de controle. Assim, o tratamento poderia basear-se apenas

---

[91] Williams, 2005; Johnson, 2004; Castro e Baltieri, 2004.
[92] Greenstein *et al.*, 1997.
[93] Lamb e Griffiths, 1990.
[94] McCormick, 2002.
[95] Griffiths *et al.*, 1983.

em motivar o indivíduo a abandonar o uso da droga ou moderá-lo, no caso de drogas que, em baixas quantidades, não sejam prejudiciais (como o álcool e a cafeína) e sejam lícitas. Na dependência, com exceção dos opiáceos e opióides, a psicoterapia é um coadjuvante muito importante, sem o qual a eficácia do tratamento é consideravelmente reduzida ou mesmo anulada. Não existem, ainda, medicações que tirem a vontade de usar. Já no caso dos opióides, a manutenção medicamentosa é prioritária. Contudo, as características dessa manutenção requerem um ambiente monitorado por profissionais, desde o controle exercido pelo próprio médico até as clínicas de metadona que envolvem instalações complexas, com creches para os filhos dos dependentes em tratamento, ajuda para recolocação profissional, psicoterapia, orientação sobre aids etc.[96]

36) Como saber se o tratamento está funcionando?

Nas pesquisas científicas, utilizam-se avaliações a longo prazo (semanas, meses e mesmo anos), comparando grandes grupos de pessoas, com diversos tratamentos e mesmo sem tratamento. A porcentagem de pacientes abstinentes é medida periodicamente. Aplicam-se também questionários que verificam a qualidade de vida das pessoas e a comparam com o tempo de abstinência e/ou a quantidade de droga usada (houve melhora da qualidade de vida daquelas pessoas que pararam de usar, usam menos ou têm intervalos de abstinência maiores?). Dessa forma, consegue-se verificar o funcionamento de uma terapêutica.

---

[96] Lowinson *et al.*, 1997.

Em um atendimento clínico (isto é, não direcionado para pesquisa), se contar com a confiança do paciente, o médico/terapeuta saberá se ele está usando menos, com menor freqüência, se está abstinente e qual a influência disso em sua vida. Quando ocorrer interrupção ou diminuição prolongadas do uso, redução da freqüência e os prejuízos estiverem diminuindo ou desaparecendo, então está havendo melhora.

A família costuma ter menor conhecimento do uso de drogas pelo paciente, que normalmente não se sente à vontade para expor seu uso a eles. Como o médico/terapeuta NÃO comunica aos pais, cônjuges e parentes o uso de substâncias – a não ser em situações excepcionais nas quais a ética o permita (por exemplo, risco de morte imediato) –, concentrar-se nos comportamentos do paciente é a única forma que a família encontra para observar a melhora. Assim: o que a família percebeu que a levou a suspeitar do uso de drogas? O paciente apareceu embriagado, agressivo, sonolento, diminuiu seu desempenho social, profissional, escolar? Se houver uma melhora prolongada desses parâmetros, possivelmente o consumo de drogas está diminuindo.

Vale lembrar que os sintomas comportamentais não são específicos do uso de drogas. Por isso, pessoas que pararam de usar drogas podem continuar agressivas ou enfrentar dificuldades escolares, profissionais etc. Se isso ocorrer, a família pode passar essas informações ao médico/terapeuta, a fim de que ele verifique as causas dos problemas. É importante também que a família tente estabelecer um relacionamento com o paciente no qual ele se sinta mais à vontade para falar de seus problemas, incluindo as drogas. Logicamente, não é uma tarefa fácil, mas a terapia familiar pode ajudar a melhorar a comunicação.

Finalmente, cabe ressaltar que os pacientes podem estar em várias fases da sua relação com drogas, desde uma completa negação dos problemas, passando por uma aceitação apenas parcial, até o completo reconhecimento do **transtorno**. É papel do médico/terapeuta motivar o paciente a enfrentar o problema e a mudar seu estilo de agir, no intuito de prevenir recaídas.[97]

---

[97] Shafer, 1997; Velasquez *et al.*, 2001.

6

Recaída

37) Qual a diferença entre um lapso e uma recaída?

Lapso (do latim *lapsus*, escorregão) remete a um ato isolado de usar a droga que se está tentando abandonar. A exposição a situações de risco sem a devida capacidade de enfrentá-las é o que causa o lapso. Uma pessoa que tende a beber, por exemplo, ao se sentir humilhada ou levar uma bronca do chefe, não consegue lidar com as emoções ruins que disso resultam a não ser bebendo para aliviá-las. Genericamente, duas das mais importantes causas de lapsos são as emoções negativas e a pressão social (tendência a unir-se ao grupo de companheiros que bebem). "Recaída", segundo a definição de Marlatt[98], "refere-se a um colapso ou revés na tentativa de uma pessoa para mudar ou modificar qualquer comportamento-alvo". Assim, se alguém está ten-

---

[98] Marlatt e Gordon, 1993.

tando parar de beber e, após algum tempo de abstinência, ingere determinada quantidade de álcool, fala-se em lapso. Se os lapsos, no entanto, se sucederem e o indivíduo voltar ao padrão de consumo anterior ao tratamento, aí se fala em recaída. Os desencadeantes das recaídas são os mesmos dos lapsos. Logicamente, há uma série de padrões intermediários. A palavra lapso serve para impedir que, no caso de um "escape" no tratamento, a pessoa já comece a ter pensamentos catastróficos de que recaiu e tudo foi por água abaixo. Diante da presença de lapsos, é momento de parar para pensar (eventualmente junto com o terapeuta) sobre o que possibilitou a ocorrência e como tentar prevenir sua repetição.

38) O que é a Prevenção da Recaída?

Ainda segundo Marlatt[99], "Prevenção da Recaída (PR) é um programa de *automanejo* que visa melhorar o estágio de manutenção do processo de mudança de hábitos. O objetivo da PR é ensinar os indivíduos que tentam mudar seu comportamento a prever e lidar com o problema da recaída". No tratamento cognitivo-comportamental de PR, o indivíduo é responsável pelo controle do seu hábito. Desse modo, assume-se a postura de que a pessoa pode ter comportamentos que aumentem ou diminuam a chance de usar a droga. E como se implementa isso?

Em uma primeira fase, procura-se determinar os estímulos que levam o paciente a usar drogas. Por exemplo, fazendo perguntas apropriadas, verifica-se que, na presença de amigos que usam drogas ou bebem, ao sentir-se cansado

---

[99] Marlatt e Gordon, 1993.

ou freqüentar restaurantes, aumentam as chances de determinado indivíduo beber ou usar drogas. Da mesma forma, emoções – euforia, sensação de humilhação ou ansiedade – também podem desencadear tal comportamento. Em geral, descobre-se que dezenas de estímulos podem levar alguém a beber ou usar drogas. Alguns são mais potentes, outros menos. Há ainda situações que funcionam de modo protetor: um pai de família que não bebe quando precisa ficar com seus filhos pequenos tem nessa situação uma proteção. Algumas situações que se seguem ao uso da droga também ajudam a mantê-la. Por exemplo, a aprovação recebida por um adolescente por parte do grupo de adolescentes fumantes a que pertence.

A segunda fase do tratamento consiste em ensinar a pessoa a lidar com os estímulos que a induzem ao comportamento de beber ou usar drogas e a utilizar as situações protetoras.

Pode-se lidar de duas maneiras com os estímulos que desencadeiam esse comportamento: evitando-os ou lidando com eles sem consumir as substâncias. Ou o indivíduo não vai a festas nas quais sabe que haverá bebidas, ou vai e simplesmente as recusa. Cada opção, obviamente, tem prós e contras. A primeira impede de fato que a pessoa consuma, uma vez que não terá a proximidade das bebidas; mas, neste caso, é provável que precise recusar muitos convites e acabe perdendo contatos sociais. A segunda opção é mais perigosa, pois a proximidade da bebida e o clima da festa podem servir como um forte estímulo ao consumo. Porém, indo à festa, o indivíduo não perde o evento social, adquire autocontrole – se conseguir aprender a recusar – e o evento "festa" deixa de estar necessariamente ligado ao evento "consumo de bebidas". Ou seja, quanto mais vezes for a festas e conseguir recusar, maior a probabilidade de consegui-lo novamente, adquirindo um aprendizado a que não chegaria se simplesmente evitasse os eventos. Na prática, recomenda-se que a pessoa, na fase inicial, evite essas situações sociais, mas as retome ao longo do tempo.

Outro exemplo: sempre que encontra um parente e discute com ele, uma pessoa com dependência de álcool sente-se humilhada e acaba bebendo. Ela então o evita ou o enfrenta, em vez de beber. Na terapia, pode aprender a lidar com esse parente de modo a não mais sentir-se humilhada, eliminando, assim, uma das causas de seu consumo. No processo de prevenção de recaída, o terapeuta, além de discussões mais profundas, também costuma oferecer dicas práticas (por exemplo, para não beber numa festa, já chegar de estômago cheio e consumir bebidas não alcoólicas durante todo o tempo). Ensina-se também a lidar com as compulsões ou fissuras, aquelas situações nas quais a pessoa sente que não vai conseguir evitar o consumo da droga. Para tanto, utilizam-se técnicas de relaxamento, distração e "saídas de emergência" (envolvimento numa situação protetora de fácil acesso).

Finalmente, recomenda-se uma mudança de estilo de vida. Devem-se analisar as circunstâncias para cada caso, mas é fato que certos estilos de vida propiciam o uso de drogas ao passo que outros protegem contra ele. Um professor que conheci tinha o seguinte padrão de consumo de álcool: após passar vários dias preparando uma aula brilhante, ficava muito fatigado e ansioso; assim que dava a aula, passava vários dias bebendo enormes quantidades de álcool, para comemorar e relaxar. De modo geral, pode-se dizer que é recomendável um estilo de vida equilibrado, com prazeres e obrigações bem balanceados, assim como a prática de um esporte, freqüentemente individual e, sobretudo, não competitivo.

39) A PR é eficaz?

Sim, diversos estudos comprovam a eficácia da Prevenção da Recaída. De modo geral, porém, não parece mais eficaz que outros tratamentos tradicionalmente aceitos, apesar de haver evidências de um efeito retardado que favoreceria a PR – um ano ou mais após o início do tratamento, ela seria mais eficaz que algumas outras terapias.[100]

40) O que se deve fazer em caso de lapso ou recaída?

Fundamentalmente, não chorar sobre o leite derramado. Lamentar-se e sentir culpa não ajuda em nada; ao contrário, pode levar a novos lapsos. É importante analisar as circunstâncias (externas e internas, pensamentos e emoções) que propiciaram o lapso ou recaída e planejar como enfrentá-las no futuro, transformando lapso ou recaída em fonte de aprendizado.

Além disso, relembrar situações passadas nas quais a pessoa demonstrou controle sobre o consumo pode ser útil para instilar esperança no tratamento e levar à retomada dele.

---

[100] Larimer *et al.*, 1999.

7

Internação

41) Em que circunstâncias e onde se deve internar uma pessoa com abuso ou dependência?

Não há razão para a internação de indivíduos com abuso. Assim como não existem critérios cientificamente demonstrados para a internação de dependentes. Entretanto, pode-se dizer que a internação é indicada quando houver riscos imediatos de vida ou lesão corporal grave, intoxicação grave ou falha de várias tentativas de tratamento ambulatorial. Ao contrário do que muitos leigos (e mesmo alguns profissionais de saúde) acreditam, sabe-se que a internação não tem um papel curativo. Mas se for o caso, e quando a intoxicação ou a síndrome de abstinência envolverem problemas clínicos graves, num primeiro momento se pode (ou, em casos como de abstinências etílicas complicadas, se deve) internar o paciente num hospital ou pronto-socorro clínico. De resto, sugerem-se as instituições psiquiátricas, normalmente mais preparadas para lidar com o comportamento e as necessidades do dependente.

42) O que se faz durante uma internação?

Após o tratamento da eventual intoxicação e/ou síndrome de abstinência, que geralmente dura poucos dias, procura-se rever com o paciente sua história de uso de drogas, sua história médica e proceder a uma avaliação clínica incluindo, se necessário, exames laboratoriais. Quando se trabalha com a Prevenção da Recaída (sobre a qual falaremos adiante), inicia-se – ou continua-se, caso o paciente já tenha sido atendido ambulatorialmente – o mapeamento das situações que levaram ao(s) lapso(s) e/ou recaída(s) e elabora-se com o paciente as estratégias preventivas a serem implementadas para evitar que se repitam. Se o paciente não tiver consciência de seu problema com drogas ou estiver ambivalente, pode-se usar técnicas motivacionais, com discussão das conseqüências positivas e negativas do uso de drogas, na tentativa de fazê-lo entender a necessidade de tratamento por meio de seu próprio raciocínio e conclusões (**maiêutica**). Freqüentemente, dependendo do local da internação, o paciente tem acesso também à terapia psicodinâmica, terapia ocupacional, **grupos de doze passos** (por exemplo, Alcoólicos Anônimos), entre outros.

43) Quanto tempo deve durar uma internação?

Sabe-se, hoje em dia, que internações prolongadas não trazem vantagens, somente mais gastos. De modo geral, basta que uma internação dure de poucos dias a algumas semanas. Segundo estatísticas norte-americanas, a média de internação de adolescentes é de trinta dias.[101] Entretanto, essa duração pode ser prolongada em muitos casos. Do ponto de vista comportamental, uma vez que os fatores desencadeantes do uso se encontram no ambiente natural do paciente, é importante expô-lo o mais rápido possível ao meio onde possa exercer as técnicas cognitivo-comportamentais de prevenção da recaída. Internações prolongadas talvez se justifiquem após várias tentativas de tratamento ambulatorial e internações mais curtas, como uma opção alternativa, num raciocínio de experimentar algo ainda não experimentado – o que se faz em muitas modalidades de tratamento médico no caso de pacientes com má resposta ao tratamento. Do ponto de vista prático, existem várias evidências contra internações prolongadas.[102]

44) Quem define quando a pessoa pode ter alta?

Sob a ótica ético-jurídica, o paciente decide sua alta, desde que psicologicamente capacitado para tanto e desde que não esteja submetido a tratamento involuntário (indicado pelo médico e devidamente comunicado à Procuradoria) ou compulsório (imposto por um juiz). Sob a ótica técnica, convém seguir a orientação médica. Hoje em dia, quando não existir necessidade de tratamento involuntário ou compulsório, o médico costuma discutir o momento de alta com o paciente. Muitas vezes, é interessante que a família do paciente também participe da decisão – com a devida autorização deste.

---

[101] Hird *et al.*, 1997.
[102] Daley e Marlatt, 1997.

45) A pessoa com abuso ou dependência pode sair do hospital assim que se sentir bem e autoconfiante?

É desaconselhável. Freqüentemente, pessoas pedem para receber alta precocemente, seja pela falsa impressão de que não recairão mais, porque é só uma "questão de força de vontade" ou ainda porque, na verdade, sentem-se compelidas a usar a droga (o que muitas vezes não reconhecem). A internação deve servir para rever as circunstâncias do lapso/recaída. Assim, num ambiente protegido, procura-se, com base nos erros passados, elaborar um plano para evitar novas recaídas. No que se refere ao comportamento, apenas após a elaboração desse plano e, muitas vezes, após seu exercício (por meio de técnicas de **dramatização** ou mesmo **exposição *in vivo***, junto com o terapeuta, um acompanhante terapêutico e/ou em regime de **semi-internação**), o paciente estará pronto para ter alta. Algo como os planos e exercícios simulados de um acampamento militar que precedem a ida do soldado à guerra.

46) A pessoa sai curada depois da internação?

Não. Infelizmente, como no tratamento de muitos problemas crônicos, o objetivo do médico é um controle do problema, não a cura. Os estudos sobre recaídas mostram que, apesar de tudo, os índices de recaída, permanecem muito altos.[103]

---

[103] Daley e Marlatt, 1997.

47) Depois da alta hospitalar, como deve continuar o tratamento?

O tratamento deve prosseguir em regime ambulatorial, ou seja, no consultório particular ou no ambulatório em que o psiquiatra trabalha. Pode ou não haver necessidade de acompanhamento por outros profissionais, o que será indicado pelo psiquiatra. Observa-se então o desempenho do paciente nas áreas que compõem a PR (discriminação dos eventos desencadeantes e protetores, técnicas de enfrentamento, mudança de estilo de vida). Trata-se de um processo de aprendizado no qual os comportamentos eficazes do paciente são elogiados e estimulados pelo terapeuta e pelos familiares, esperando-se que isso leve ao fortalecimento dessas atitudes. Além disso, discutem-se as dificuldades do paciente, programando-se as mudanças necessárias para superá-las. Como em qualquer aprendizado, é normal haver altos e baixos, períodos de maior e menor sucesso. Lapsos devem ser encarados como oportunidades para rever o que saiu errado e aprender a evitar que os mesmos erros sejam repetidos. De modo geral, o profissional precisa ter paciência e empatia com o paciente. Não pode ser conivente com seus comportamentos inadequados, da mesma forma que não deve trabalhar com "broncas" ou recriminações. Além de não ser vantajoso, de um ponto de vista ético já basta o sofrimento que o mundo impõe ao paciente – o que ele menos precisa é continuar sofrendo no consultório. Pode ser útil, a título de análise, fazer um levantamento das conseqüências aversivas enfrentadas por ele no passado, em conseqüência do uso das drogas.

48) Os comportamentos de abuso ou dependência podem voltar após o tratamento?

O autor não encontrou estatísticas quanto à recaída de abusadores tratados. No que se refere à dependência, estima-se que de 25% a 97% dos dependentes de opióides recaiam no prazo de um ano, assim como três quartos dos alcoólatras, 75% a 80% dos dependentes de nicotina e 65% a 70% dos dependentes de heroína. Com a persistência dos pacientes em tratar-se, o número de recaídas costuma diminuir. As estatísticas são muito variáveis, mas no Grupo Interdisciplinar de Estudos de Álcool e Drogas (Grea) do Instituto de Psiquiatria do Hospital das Clínicas da Faculdade de Medicina da USP, costuma-se contar com um índice de recaída de 80% a 90%, no prazo de um ano. Há evidências, entretanto, de que, se o tratamento continuar ao longo dos anos, as recaídas tendem a diminuir ainda mais.[104]

---

[104] Daley e Marlatt, 1997.

8

Saindo dessa

49) Se mesmo após parar de usar drogas a pessoa pode ter problemas, vale a pena parar?

No caso dos dependentes de drogas, elas assumiram um papel tão central na vida da pessoa que, se o problema das drogas não for resolvido, dificilmente os outros serão.

50) O tratamento deve durar a vida toda?

Um diagnóstico de dependência é um diagnóstico para toda a vida, na medida em que ainda não pode ser curado. Apesar de as recaídas tenderem a diminuir ao longo dos anos, todo psiquiatra conhece casos de recaída ocorridos mesmo após décadas de abstinência. Assim, é aconselhável que o paciente receba acompanhamento durante períodos de meses a anos, num padrão cada vez menos intensivo, de acordo com sua melhora. Considera-se melhora a abstinência, mas também a diminuição da freqüência e gravidade das recaídas e a compreensão comportamental da questão pelo paciente. Este último aspecto refere-se à sua capacidade de detectar, esquivar-se ou enfrentar os eventos desencadeantes e procurar as situações protetoras.

Respondendo também à pergunta feita com muita freqüência pelos pacientes e suas famílias, é impossível precisar a duração de um tratamento. A quantidade de tempo dependerá da melhora da pessoa e pode durar mais ou menos, dependendo dela. Segundo Zuska e Pursch[105], "uma recuperação sólida requer pelo menos dois anos, na maioria dos casos".

Fato é que o paciente pode, sim, receber alta do tratamento. Depois de ficar abstinente por um longo tempo, compreender os mecanismos que levam aos lapsos e recaídas, assim como aqueles que os evitam. Se os problemas retornarem ou aparecerem novos, a pessoa deve retomar o tratamento. E é possível que, dessa vez, o enfrentamento seja mais fácil, uma vez que o indivíduo já possui um cabedal de aprendizado.

51) Se o tratamento é tão difícil, vale a pena tratar?

Existem evidências importantes de que, a longo prazo, o tratamento tem resultados melhores do que o não-tratamento. Esses resultados evidenciam-se tanto na abstinência completa quanto na diminuição da freqüência e da gravidade das recaídas e na melhora da qualidade de vida. Hoje em dia, crescem em destaque estudos que avaliam essas melhoras e procuram mensurá-las por meio de escalas. É o caso do Smoking Cessation Quality of Life (SCQoL), que

---

[105] Zuska e Pursch, 1991.

busca quantificar a melhora da qualidade de vida relacionada à cessação do tabagismo.[106]

52) É possível a pessoa abandonar uma droga e não conseguir abandonar outra?

Sim. Na prática diária, é relativamente freqüente encontrar, por exemplo, dependentes de álcool e cocaína que deixaram de beber ou usar cocaína, mas não conseguem parar de fumar cigarros, ou pessoas que largaram a bebida, porém continuam usando cocaína. De qualquer forma, é muito importante, se a pessoa for dependente, insistir na abstinência de todas as drogas.

53) Quando tiver alta, a pessoa pode usar álcool ou drogas só de vez em quando?

NÃO. Mesmo após a alta, é TOTALMENTE CONTRA-INDICADO. Uma vez dependente, forma-se algo como uma memória no cérebro que, se ativada pela droga, predispõe a uma recaída. Pessoas que não são dependentes (a maioria das pessoas que usam a maioria das drogas) até conseguem usar esporadicamente, mas aquelas com diagnóstico de dependência já provaram que não são capazes de fazê-lo. Logo, alguém que já sofreu as alterações cerebrais da dependência não deve tentar se tornar um consumidor eventual. Os Alcoólicos Anônimos têm uma boa metáfora para essa condição: Uma vez que o pepino virou picles, jamais voltará a ser pepino.

---

[106] Olufade *et al.*, 1999.

54) O que é Redução de Danos?

Trata-se de uma estratégia que visa evitar ou apenas diminuir os danos causados pelas drogas, assumindo que não é possível eliminar totalmente seu consumo na sociedade e que muitos indivíduos não ficarão abstinentes.

Segundo Marlatt[107], a Redução de Danos:

1. é uma alternativa de Saúde Pública aos modelos morais/criminais de uso e abuso de drogas;
2. reconhece que a abstinência é um objetivo ideal, porém aceita alternativas que reduzam os prejuízos;
3. surgiu fundamentalmente como uma abordagem de baixo para cima, com base no amparo ao viciado, em vez da política estabelecida pelos profissionais terapeutas, de cima para baixo;
4. promove um acesso facilitado aos serviços, ao contrário das abordagens tradicionais, que exigem a abstinência como condição para o tratamento do vício ou mesmo outros tratamentos.

55) Qual o papel da escola, da empresa e do Estado no problema das drogas?

Não há, ainda, respostas definitivas. Pode-se pensar a respeito com base em exemplos:

Escola: há indícios de que o treinamento de crianças e adolescentes em comportamentos de resistência social (como recusar drogas, incluindo as lícitas, sem se sentirem inferiorizados, num contexto onde o bacana costuma ser o

---
[107] Marlatt, 1996.

adolescente que usa) é mais eficaz do que a simples abordagem informacional, na qual apenas se fala sobre os perigos das drogas.[108]

Empresa: atitudes como a proibição total do tabagismo parecem ser mais eficazes do que a simples criação de ambientes separados para os fumantes ("fumódromos"). A fim de ajudar os usuários de drogas, a empresa também pode criar setores de ajuda psicossocial (com obrigação de sigilo), para onde seriam encaminhados funcionários problemáticos, inclusive aqueles sobre os quais pairasse suspeita de uso de drogas ilícitas.[109]

Estado: existem evidências de que o combate ao fornecimento de drogas (destruição de plantações, apreensão de drogas) tenha pior relação custo-eficácia do que as estratégias educacionais, preventivas, de redução de danos e de tratamento. Há evidências ainda de que grande parte da criminalidade relacionada às drogas advém do fato de elas serem ilícitas – e não do uso em si –, tornando importante alguma espécie de legalização. Com essa estratégia, o Estado assumiria controle legislativo sobre o fornecimento e consumo de drogas, podendo investir mais na educação, prevenção e tratamento, em vez de combater o fornecimento. Além de poder coibir ou diminuir o uso por meio da restrição do consumo a determinados locais e faixas etárias.[110] Críticos da legalização argumentam que a famosa Lei Seca america-

---

[108] Botvin e Botvin, 1997; Winick e Larson, 1997.
[109] Engelhart *et al.*, 1997.
[110] Falco, 1997; Nadelmann *et al.*, 1997; Jonas, 1997.

na, apesar de seus reveses, diminuiu uma série de problemas decorrentes do uso do álcool[111], que retornaram quando o consumo foi novamente liberado. Desse modo, seria recomendável conduzir estudos bem controlados e localizados, antes de se tomar decisões definitivas sobre questões graves como a legalização. Embora não se deva ter pressupostos preconceituosos em relação a essa possibilidade, um "oba-oba" irresponsável na defesa da legalização pode ser ainda mais desastroso.

---

[111] Kleber *et al.*, 1997.

Para quem quer saber mais

A origem das drogas

Álcool

    Álcool, em princípio, é qualquer composto de uma classe de substâncias orgânicas caracterizada por um ou mais grupos hidroxila (OH) ligados ao átomo de carbono de um grupo alquila (cadeia de hidrocarboneto). O álcool responsável pelo teor alcoólico das bebidas é o etanol, também chamado de álcool etílico, cuja fórmula é CH_3CH_2OH. Acredita-se que a técnica da produção de bebidas alcoólicas tenha sua origem em tempos pré-históricos. Na cultura greco-romana, o vinho era ingerido tanto em festas religiosas (as mais conhecidas eram as bacanais, em homenagem a Baco) quanto no dia-a-dia. Os hebreus usavam vinho nas comemorações religiosas – a embriaguez era condenada. Entre os muçulmanos, o uso de álcool é proibido. No Extremo Oriente, a maior parte das bebidas alcoólicas era feita de arroz ou cevada. Na África, milho, banana, mel, painço, seiva de palmeiras e bambu, assim como muitas frutas, são transformados em vinhos ou cervejas. Na Oceania e em algumas culturas nativas da América, as bebidas alcoólicas eram desconhecidas até a sua introdução – freqüentemente desastrosa – pelos europeus. Por outro lado, várias culturas americanas nativas fermentavam cactos e outras plantas para obter a bebida. No Brasil, os tupi-guaranis preparavam o *kawi* (cauim), a partir de caju ou milho e mandioca mastigados. A fermentação, modo mais antigo de obtenção de álcool (cervejas e vinhos), produz-se pela ação de lêvedos encontráveis no ar, que convertem o açúcar em álcool e dióxido de carbono. Esse processo pode ocorrer naturalmente, quando se expõem misturas contendo açúcares em uma atmosfera quente. Por outro lado, farináceos e grãos contendo amido podem ser, por meio de vários processos (por exemplo, a própria mastigação e mistura com a ptialina da saliva), transformados em açúcares mais simples e depois fermentados. A destilação – processo no qual a bebida fermentada é aquecida, o álcool evaporado e o vapor resfriado até liquefazer-se, para poder ser novamente recolhido – já era realizada por volta de 800 a.C. pelos chineses, que faziam uma bebida a partir da cerveja preparada de arroz. Na mesma época, nas Índias Ocidentais, destilava-se o *arak* a partir de cana-de-açúcar e arroz. Filósofos gregos citaram um método grosseiro de destilação, que por sua vez era conhecida também entre os romanos (apesar de só se acharem referências a ela a partir do ano 100 d.C.). Na Bretanha, a destilação foi relatada antes mesmo da conquista pelos romanos. Os árabes desenvolveram o processo de destilação na Alta Idade Média – provavelmente, foi este o método transmitido aos franceses e espanhóis a partir do ano 800 d.C. O processo de destilação teve grande desenvolvimento a partir da Revolução Industrial; no início do século XIX, os processos usados eram semelhantes aos atuais, com procedimentos de destilação contínua nas fábricas produtoras.

Alucinógenos

As substâncias alucinógenas são extraídas de vários vegetais e fungos ou produzidas artificialmente, com base na estrutura química das substâncias que ocorrem naturalmente. Essas substâncias são usadas em rituais religiosos em várias culturas, no mundo inteiro. A seguir, alguns exemplos desses vegetais e fungos:

1. *Amanita muscaria* (amanita), planta encontrável principalmente na Ásia Ocidental.
2. *Anhalonium williamsii* L. (*peyote*), do México, uma cactácea que tem a *mescalina* como principal substância responsável por seus efeitos.
3. *Banisteria caapi* (ou *Banisteropsis caapi*) e *B. inebrians*, da Colômbia, que contém *harmina*, um indol muito estável. Dela se produz uma bebida chamada *ayahuasca, caapi* ou *yajé*;
4. *Cereus peruvianus*, do Peru, uma cactácea;
5. *Claviceps purpurea*, talvez o mais famoso desses fungos. O esporão do centeio (*ergot*) pode causar uma doença chamada *ergotismo* (na Idade Média, várias epidemias foram descritas). Dele se pode extrair, a partir dos alcalóides como a ergotamina e a ergonovina, o ácido D-lisérgico (ou lisergida). Este, associado a uma dietilamida, forma o LSD-25, sintetizado em 1938 – seu nome vem do alemão *Lyserg Säure Diethylamid* (dietilamida do ácido lisérgico), e o número 25 deve-se ao fato

de ter sido a 25ª de uma série de 27 substâncias sintetizadas pelos laboratórios Sandoz. Suas propriedades psicotrópicas foram descobertas apenas em 1943. Trata-se do mais potente dos alucinógenos – uma dose de 200 microgramas produz os mesmos efeitos que 600 mg de mescalina ou de 40 mg de psilocibina. O LSD foi proposto na década de 1960 para o tratamento de neuroses, especialmente em pacientes resistentes a procedimentos psicoterápicos mais convencionais, na dependência de narcóticos, em crianças autistas, na personalidade psicopática e na diminuição do sofrimento de pacientes terminais de câncer. Porém, em nenhuma situação foi provada sua utilidade terapêutica. Nos Estados Unidos, passou a ser uma droga regulamentada pela Emenda Sobre Abuso de Drogas em 1965.

6. *Datura*, usada por povos da América do Norte e do Sul.
7. *Epena*, que tem o pó de seu córtex usado por índios brasileiros, que o sopram no nariz uns dos outros, produzindo embriaguez alucinatória.
8. *Haemodictum amazonicum*, do Alto Amazonas.
9. *Ipomoea tricolor* (ou *I. rubrocaerulea* ou *I. violácea*), chamada de *ololiuqui* pelos índios mexicanos, assim como a *Rivea corymbosa* (ver *Rivea corymbosa*);
10. *Mimosa hostilis*, da qual se diz que sua bebida produz visões gloriosas em guerreiros antes da batalha; usada ritualmente no culto a Jurema, no leste do Brasil.
11. *Peganum harmala*, da região do Mediterrâneo e Oriente Médio; contém *harmina*.
12. *Piper methysticum*, espécie de pimenta da qual se produz a bebida chamada *kava* (suas propriedades são mais hipnótico-narcóticas que alucinatórias). Usada social e ritualmente na Polinésia e no Pacífico Sul.

13. *Piptadenia peregrina*, uma árvore leguminosa tropical de cujo grão é feita a *paricá, cohoba* ou *yopo* – substância alucinogênica aspirada no Caribe (Trinidad) e usada também no norte da América do Sul, na época das primeiras explorações espanholas, que contém *bufotenina* e N,N-dimetil-triptamina.
14. *Psilocybe mexicanum* e o *P. zapotecorum*, do México, pertencentes a um gênero mais extenso com vários representantes, de cujo nome deriva o nome das substâncias ativas *psilocibina* e *psilocina*, responsáveis pelos efeitos destes fungos.
13. *Rivea corymbosa* (ou *Turbina corymbosa*), que tem como princípio ativo os alcalóides ácido D-lisérgico e D-isolisérgico, com propriedades semelhantes ao LSD. Era usado pelos índios mexicanos, chamado de *ololiuqui*, conforme descrito no século XVI pelos missionários espanhóis.
16. *Stropharia cubensis*, que cresce no esterco bovino, em Cuba, possivelmente introduzido após a conquista espanhola.
17. *Tabernanthe iboga*, que tem como princípio ativo principal a ibogaína, relacionada ao LSD, usada na África, pelo culto *bwiti*.[112]

Anfetamina e substâncias tipo anfetamina

O estudo da efedrina, extraída do *ma-huang* – planta asiática gimnosperma do gênero *Ephedra* –, levou à síntese das aminas sintéticas ou anfetaminas, com ação semelhante à adrenalina. A mais antiga delas é a benzedrina (fenil-1-amino-2-propano), preparada pela primeira vez em 1910 por Barger e Dale. As principais anfetaminas são o sulfato

---

[112] Brau, 1974.

de anfetamina, o tartarato de anfetamina dextrógira, a dexedrina e a metil-anfetamina.[113]

Ansiolíticos, sedativos e hipnóticos

Neste grupo, as principais drogas de abuso são os barbitúricos, e, em segundo plano, os BZDs. As drogas de ambos os grupos parecem ter **potencial de abuso** principalmente em pessoas que já abusam de outras drogas.[114] Os barbitúricos são substâncias depressoras do sistema nervoso central, derivadas do barbital, que por sua vez se origina do ácido barbitúrico, uma substância sem ação depressora central. O barbital foi sintetizado pela primeira vez em 1903, e seu uso como principal opção para tranqüilização e tratamento da insônia foi grandemente substituído pelos BZDs, a partir da década de 1960, em grande parte pelo maior **potencial de abuso** dos barbitúricos. Exemplos de barbitúricos são o amobarbital, o aprobarbital, o butabarbital, o butalbital, o mefobarbital, o pentobarbital, o fenobarbital, o secobarbital e o tiopental. Atualmente, eles são usados principalmente em procedimentos anestésicos e em alguns casos de epilepsia. O primeiro benzodiazepínico desenvolvido foi o clordiazepóxido, pelo grupo de Sternbach, na década de 1950. Atualmente, existem vários derivados BZDs, cujas propriedades essenciais são as mesmas: sedação, diminuição da ansiedade, efeito relaxante muscular e efeito anticonvulsivante. Seu **potencial de abuso** é bem menor que o dos barbitúricos, sendo restrito principalmente a pessoas que já abusam de outras

---

[113] Brau, 1974.
[114] Cole-Harding e De Wit, 1992.

drogas.[115] O nome benzodiazepínico relaciona-se à estrutura química dos compostos originais, caracterizada por um anel benzênico unido a um anel diazepínico de sete membros; posteriormente, o termo passou a estender-se também a compostos nos quais algumas partes dessa estrutura foram substituídos. Exemplos de BZD são o diazepam, o midazolam, o halazepam, o triazolam, o lorazepam, o alprazolam, o flunitrazepam, o flurazepam, dentre outros. Foram desenvolvidos também compostos que competem com os BZDs clássicos na célula nervosa, possuindo propriedades em comum, apesar de serem quimicamente diferentes: são exemplos as beta-carbolinas, as imidazopiridinas – como o zolpidem –, as imidazopirimidinas, as imidazoquinolonas e as ciclopirrolonas, como o zopiclone. Esses compostos possivelmente também possuem algum **potencial de abuso**.

Cafeína

A mais conhecida das origens da cafeína é o café, bebida feita a partir das sementes torradas e moídas da *Coffea arabica*, arbusto originário da Abissínia e conhecido desde a Antigüidade – o rei Davi o teria oferecido a Abigail para seduzi-la.[116] No Ocidente, o café teria sido introduzido no século XVI. O chá preto (*Thea sinensis*) é outra fonte de cafeína – assim como o cacau, feito das sementes da *Theobroma cacau* (aliás, do nome desse arbusto vem o nome de outra substância excitante, semelhante à cafeína, a *teobro-*

---

[115] Busto *et al.*, 1983; Roth, 1985; Woods *et al.*, 1987; Woods *et al.*, 1995; Griffiths e Johnson, 2005.

[116] Brau, 1974.

mina). As colas (Coca-Cola, Pepsi-Cola etc.), que também contêm cafeína, devem seu nome a uma bebida africana homônima – também chamada de *guro, goro* ou *oro*, dependendo da língua africana –, feita a partir da noz da *Kola acuminata*. O chá mate ou simplesmente "mate", feito a partir das folhas do *Ilex mate brasiliensis*, contém a mateína, semelhante à cafeína. Outras fontes são o guaraná (*Paullinia sp*) e o ginseng. Menos conhecidas são as folhas *Ilex casine*, consumidas outrora em forma de infusão pelos nativos do sul e sudeste dos Estados Unidos, e a *guayusa*, consumida nos Andes equatoriais, feita das folhas da *guaya*, outra *Ilex*.

Canabinóides

Por volta do século XI a.C., o cânhamo (planta de origem da maconha, haxixe etc.) já era conhecido dos assírios, que o denominavam *cunubu* ou *cunabu* – de onde proveio o termo grego e latino *cannabis* e a palavra cânhamo.[117] Os habitantes de Tebas, na Grécia, faziam um licor da planta; segundo Heródoto[118], os mesagetes, povo que habitava a região entre o Azerbaijão e a Pérsia, agrupavam-se e punham fogo nos frutos do cânhamo, aspirando a fumaça até embriagarem-se. Já os citas jogavam os grãos de cânhamo sobre pedras em brasa, aspiravam a fumaça e, embriagados, diziam conseguir conversar com os mortos. As liturgias de Elêusis, na Grécia Antiga, em homenagem à deusa Deméter, também possivelmente recorriam ao cânhamo. Dioscórides menciona as propriedades afrodisíacas, aperitivas e de cau-

---

[117] Brau, 1974.
[118] *Apud* Brau, 1974.

sar **ilusões**. Galeno cita seu uso na Índia e entre os mongóis, observando que poderia causar lesões cerebrais, se consumido em demasia. Os primeiros germanos também já teriam conhecido o cânhamo.[119] O cânhamo possivelmente era usado também entre os turcos do século XVI.

Cocaína

A cocaína é extraída da folha do arbusto *Erythroxylon coca*. (Além da cocaína, as folhas da coca contêm vários outros alcalóides – substâncias semelhantes à cocaína –, como a cinamilcocaína, a benzoilecgoína, a tropococaína e a higrina.) Suas folhas verdes (*matu*) são amontoadas, postas a secar e protegidas da umidade; às vezes são ligeiramente tostadas, como as folhas de tabaco, e colocadas em sacos ou em fardos. Para mascar a folha, a pessoa tira sua nervura central, forma uma bola com o resto e a põe na boca; uma vez umedecida, acrescenta um pouco de cal (ou cinzas de quinoa, um cereal andino, no Peru), para aumentar a solubilidade dos alcalóides na saliva. A cocaína foi isolada das folhas de coca pela primeira vez por Niemann, em 1859; no final do século, descobriram-se suas propriedades de anestésico local, usadas em cirurgias. Freud, por sua vez, propôs usá-la na desintoxicação de usuários de morfina (um opióide). No preparo da cocaína, uma infusão de folhas secas de coca é precipitada com carbonato de sódio e purificada; o alcalóide resultante tem a forma de um pó branco cristalizado, com ligeiro sabor de éter, solúvel em água e álcool. A cocaína extraída das cocas da Indonésia é obtida primeira-

---

[119] Obermaier, 1913, *apud* Brau, 1974.

mente na forma de cinamilcocaína, que é levada à ebulição na presença de um ácido diluído para obter ácido cinâmico, álcool metílico e ecgoína; este último alcalóide é então transformado em cocaína por meio de uma reação química que lhe acrescenta dois grupos de átomos.[120]

Drogas projetadas (designer drugs *ou* club drugs)

Seguem-se alguns exemplos de origens dessas drogas:

1. MDMA e MDA – sintetizadas, inicialmente, na Merck Pharmaceuticals alemã, em 1910 ou 1912; a MDMA foi patenteada em 1914 como droga supressora do apetite.
2. MPPP – sintetizado ilegalmente em 1977 por um jovem em Bethesda, Maryland, EUA.
3. 4-metilaminorex – sintetizada nos Laboratórios McNeil, na década de 1960, como droga supressora do apetite.
4. Metcatinona – estudos sobre essa droga foram inicialmente conduzidos pela Parke-Davis, na década de 1950; surgiu como droga ilegalmente comercializada na Rússia.
5. GHB – tem sido usada como droga de abuso a partir de 1990, aproximadamente. Seu primeiro relato de uso é de 1967, como analgésico.[121]

Esteróides androgênicos anabolizantes

Essas drogas têm como origem inicial uma substância natural, a testosterona, produzida pelas células de Leydig

---

[120] Brau, 1974.
[121] Morgan, 1997; Grob e Poland, 1997; Szanto e Nemes, 1967.

dos testículos. A testosterona foi isolada em 1935 e chegou a ser administrada aos soldados alemães da Segunda Guerra Mundial, antes dos combates. Seu uso nos esportes iniciou-se na década de 1940, e sua presença em atletas passou a ser examinada e testada a partir de 1976.[122]

Fenciclidina e substâncias tipo fenciclidina

A fenciclidina foi originalmente desenvolvida como anestésico, na década de 1950, e depois abandonada por causa da elevada incidência de *delirium* com **alucinações**, no período pós-operatório. Começou a ser usada como droga de abuso nos anos 1970, primeiramente numa forma oral e depois numa versão que podia ser fumada, possibilitando um melhor controle da dose usada.

Inalantes

Os inalantes de abuso consistem de muitas categorias diferentes de substâncias químicas voláteis à temperatura ambiente, que produzem alterações abruptas do estado mental quando inaladas. São exemplos o tolueno (da cola de aviões), o querosene, a gasolina, o tetracloreto de carbono, o nitrato de amila e o óxido nitroso ("gás hilariante"), assim como fluorocarbonetos contidos em gases de aerossóis e o halotano usado em anestesia geral.

Nicotina

A nicotina é um alcalóide presente no tabaco (*Nicotiana tabacum* e *Nicotiana rustica*), planta originária da América,

---

[122] Galloway, 1997.

inicialmente consumida pelos nativos. O tabaco contém de 0,5% a 16% de nicotina. Atualmente, suas folhas são colhidas quando começam a amarelar, e então são postas a secar até perderem 60% de sua umidade. Reunidas em pequenos fardos, são encaminhadas a um centro de fermentação, no qual adquirem seu aroma característico. A nicotina foi isolada do tabaco pela primeira vez por Vauquelin, em 1809, e deve seu nome a Jean Nicot de Villemann, embaixador francês em Lisboa, que em 1560 levou algumas folhas de tabaco da cidade lusa para Catarina de Médici e Francisco de Lorena, grão-prior da França.[123] O tabaco geralmente é queimado lentamente e aspirado pela boca ("fumado"), na forma de charuto (enrolado na própria folha), cigarro (enrolado em papel ou palha), em cachimbos (quentes ou resfriados com água – narguilé). Mas também pode ser aspirado pelo nariz ("rapé") ou mastigado ("mascado").

Opiáceos e opióides

O ópio e os opiáceos naturais são extraídos da papoula (*Papaver sp*), que provavelmente já era conhecida no terceiro milênio antes de Cristo, conforme indicam tábuas da cultura suméria. Restos de *Papaver setigerum* encontrados em sítios arqueológicos humanos europeus datados de 8000 a 5000 a.C. sugerem que talvez esse conhecimento já fosse anterior, especialmente se considerarmos que a papoula teria sido trazida da Ásia. As propriedades do ópio já eram conhecidas no Egito Antigo, no século XI a.C. Talvez os sacerdotes de Cibele o usassem no seu culto. Na Eneida e nas

---

[123] Brau, 1974.

Geórgicas, a papoula e suas propriedades são citadas por Virgílio. Plínio descreve seus efeitos em sua *História natural*. Galeno teria misturado sessenta substâncias diferentes, entre as quais o ópio, para tratar das dores de cabeça de Marco Aurélio. Na Índia, teria sido introduzido pelos árabes. No século XVI, o ópio era cultivado em grande parte da Ásia Menor. Na China, a papoula era conhecida desde o século VIII, mas a introdução do uso do ópio provavelmente foi feita pelos árabes. Sua difusão fez a importação da papoula ser proibida no século XVIII; ela passou a ser contrabandeada primeiro pelos portugueses e depois pelos ingleses, o que acabou levando à Guerra do Ópio, no século XIX. Entre os próprios ingleses, o hábito de usar ópio se teria difundido bastante, na época.[124]

A freqüência de uso

Em primeiro lugar, deve-se levar em consideração que grande parte dos indivíduos que já usaram drogas não é abusador ou dependente. Assim, o fato de ter usado alguma droga na vida (prevalência *lifetime*) é um dado epidemiológico de valor muito relativo.

A freqüência de uso das drogas varia de acordo com o grupo de pessoas estudado – isto é, varia de um país para o outro, de uma região de um mesmo país para outra, de uma época para a outra. (A cocaína, para exemplificar, ficou muito mais barata, nas últimas décadas, o que levou também ao aumento do seu uso.) A freqüência depende ainda da idade das pessoas, do tipo de uso considerado (leve, moderado ou pesado) etc. De acordo com o ECA, grande estu-

---

[124] Brau, 1974.

do **epidemiológico** americano, consideradas todas as áreas geográficas e todas as faixas etárias da pesquisa, 17% das pessoas relatavam ter tido problemas na vida compatíveis com diagnóstico de abuso ou dependência de álcool ou drogas (26,94% dos homens e 7,94% das mulheres). A maioria dos dados foi obtida nos Estados Unidos. Num estudo na área de captação do Hospital das Clínicas da Faculdade de Medicina da USP (HCFM-USP)[125], a prevalência na vida toda de pelo menos um **transtorno** de uso de substância foi de 27,3%, e de dependência de drogas que não álcool ou nicotina foi de 1,1%.

Álcool

Aproximadamente 70% dos adultos consomem álcool ocasionalmente; a prevalência *lifetime* de abuso e dependência de álcool é de 5% a 10% em homens e 3% a 5% em mulheres. No Brasil, 68,7% das pessoas relataram uso de álcool na vida.[126] Num estudo na área de captação do HCFM-USP, a dependência/abuso de álcool apareceu como o sexto **transtorno** mais prevalente, com 5,5% de diagnóstico na vida.[127] Num estudo do Conselho Estadual de Entorpecentes (Conen) do Amazonas com estudantes de primeiro e segundo graus[128], a droga mais consumida na época da entrevista foi o álcool. Noutro estudo, do Cebrid[129], foi calculada uma prevalência de 11,2% de dependentes de álcool no Brasil.

---

[125] Andrade *et al.*, 2002.
[126] Cicad, 2003.
[127] Andrade *et al.*, 2002.
[128] Cebrid, 2003.
[129] Carlini *et al.*, 2001.

Alucinógenos

As drogas mais comumente usadas são a dietilamida do ácido lisérgico (LSD), a fenciclidina (PCP), o metileno-dioximetanfetamina ou *ecstasy* (MDMA) e várias drogas anticolinérgicas (atropina, mesilato de benzotropina). Seu uso recebeu muita atenção nas décadas de 1960 e 1970, tendo diminuído na década de 1980. Ressurgiu na década de 1990; por volta de 1993, 11,8% dos estudantes universitários já haviam experimentado pelo menos uma dessas drogas.[130] No Brasil, 0,6% dos entrevistados referiu uso de alucinógenos na vida.[131]

Anfetamina e substâncias semelhantes

As anfetaminas são abusadas praticamente desde sua introdução, no século passado. Entretanto, o pico da epidemia do consumo se deu nos Estados Unidos por volta de 1967, quando foram feitas aproximadamente 31 milhões de prescrições (receitas médicas) de substâncias anorexígenas, das quais 23 milhões foram de anfetaminas. Nessa época, aproximadamente 6% a 8% dos americanos foram expostos legalmente a essas substâncias.[132] No Brasil, 4,3% dos entrevistados relatou uso na vida de anorexígenos e 1,5%, de estimulantes.[133]

Ansiolíticos, sedativos e hipnóticos

As principais medicações deste grupo, em termos de prevalência de uso, são os BZDs. A dependência de BZD é um assunto controverso, com estatísticas variáveis: levanta-

---

[130] O'Brien, 1996.
[131] Cicad, 2003.
[132] King e Ellinwood, 1997.
[133] Cicad, 2003.

mentos[134] em Santiago (Chile) sugeriram uma prevalência de dependentes de 3,3%, o que equivale a cerca de 9,5% dos usuários diários dessas medicações. Por outro lado, há estudos que observam prevalências de 40% a 97% de dependência entre usuários de outras drogas não internados.[135] De modo geral, a maior parte dos estudiosos concorda que se trata de drogas com **potencial de abuso** existente, porém baixo, e que a maioria daqueles que abusam ou se tornam dependentes de BZD possuem algum **transtorno** preexistente.[136] No Brasil, 3,3% dos entrevistados referiu uso de benzodiazepínicos na vida e 0,5%, de barbitúricos.[137]

Cafeína

Trata-se da droga estimulante mais usada no mundo inteiro; nos Estados Unidos, cerca de 80% dos adultos referem ingestão regular. Naquele país, a quantidade de 190 ml de café coado contém aproximadamente 160 mg de cafeína, e o consumo médio é de cerca de 220 a 240 mg/dia. Cerca de 20% a 30% dos americanos consumiriam acima de 500 mg/dia, dose que traria manifestações clínicas nocivas; desses, de 10% a 20% mereceriam o diagnóstico de cafeinismo.[138] Calcula-se que, no Brasil, 81% dos indivíduos consumam regularmente refrigerantes gasosos; 75%, café; 65%, produtos à base de chocolate; e 37%, chá.[139] O café

---

[134] Busto *et al.*, 1996.
[135] Kan *et al.*, 1997.
[136] Martinez Cano *et al.*, 1999.
[137] Cicad, 2003.
[138] Greden e Walters, 1997.
[139] Camargo *et al.*, 1999.

demonstrou ter o maior conteúdo de cafeína. Café, chá, produtos à base de chocolate e refrigerantes foram responsáveis, respectivamente, por consumos individuais medianos de 1,90, 0,32, 0,19, e 0,19 mg/kg de peso corporal.

Canabinóides

Seu uso chegou ao máximo, nos Estados Unidos, no final da década de 1970, quando 60% dos estudantes de segundo grau relatavam ter usado maconha e 11% referiam uso diário; seu uso caiu de modo constante entre estudantes dos últimos anos do colegial para 40% de uso *lifetime* e 2% de uso diário, em meados da década de 1990.[140] De modo geral, no entanto, houve um aumento do número de pessoas que iniciaram seu uso, entre 1990 e 1996, estabilizando-se em seguida por volta de 2,5 milhões de novos usuários/ano; em 2001, 16,5% (3,5 milhões) dos usuários no ano anterior teve abuso ou dependência como diagnóstico.[141] No Brasil, 6,9% dos entrevistados referiu uso de maconha na vida.[142] Em estudo do Conen do Amazonas[143] com estudantes de primeiro e segundo graus, a maconha era consumida por 2,81% dos entrevistados. Num estudo do Cebrid[144], detectou-se uma prevalência de 9,0% de dependentes de maconha, no Brasil.

---

[140] O'Brien, 1996.
[141] Substance Abuse and Mental Health Services Administration, 2002.
[142] Cicad, 2003.
[143] Cebrid, 2003.
[144] Carlini *et al.*, 2001.

Cocaína

Estima-se que mais de 23 milhões de americanos tenham pelo menos experimentado cocaína. Seu uso diminuiu no final da década de 1980 e início da década de 1990, de 8,6 milhões de usuários ocasionais e 5,8 milhões de usuários regulares para 2,9 milhões de usuários ocasionais em 1988 e 1,3 milhões em 1992; o número de usuários freqüentes estabilizou-se nesse mesmo período, a partir de 1991, em cerca de 640 mil pessoas.[145] Entretanto, em 2001, 24,9% (um milhão) dos usuários de cocaína no ano anterior teve abuso ou dependência como diagnóstico, e o número de novos usuários tem aumentado nas últimas três décadas.[146] No Brasil, 2,3% dos entrevistados referiu uso de cocaína na vida, 0,4% de *crack* e 0,2% de merla.[147] Estudo do Conen do Amazonas em estudantes de primeiro e segundo graus verificou que a cocaína era consumida por 1,21% dos entrevistados.[148]

Drogas projetadas (designer drugs *ou* club drugs)

Na cidade de Nova York, 70% dos freqüentadores de clubes noturnos relatavam já ter consumido *club drugs* e, na ocasião da pesquisa, 22% relataram uso recente.[149] Cerca de 31% das pessoas entre 16 e 25 anos no Reino Unido admitiram ter usado a droga, geralmente em clubes de dança[150]; cerca de 500 mil a 1 milhão de jovens na Grã-Breta-

---

[145] O'Brien, 1996.
[146] Substance Abuse and Mental Health Services Administration, 2002.
[147] Cicad, 2003.
[148] Cebrid, 2003.
[149] Kelly, Parsons e Wells, 2006.
[150] Harris Research Center, 1992, *apud* Grob e Poland, 1997.

nha usariam MDMA todos os fins de semana.[151] Segundo estatísticas americanas, o GHB é uma droga que vem sendo usada em clubes noturnos e por pessoas ligadas à indústria da moda e do esporte; há descrição de seu uso em substituição a esteróides sintéticos, em academias de ginástica. Num estudo em Campinas, 0,7% dos estudantes relatavam uso pesado de *ecstasy*.[152]

Esteróides androgênicos anabolizantes

Segundo um trabalho publicado nos Estados Unidos em 1995[153], 1,8% a 11% dos homens americanos usam-nos na vida[154]; entre as mulheres, o número é de 0,2% a 3,2% das mulheres. No Brasil, 0,3% dos entrevistados referiu uso de esteróides na vida.

Fenciclidina

A fenciclidina (ou PCP), nos Estados Unidos, teve uma fase de pico de consumo entre 1973 e 1979, e depois entre 1981 e 1984. No início da década de 1990, cerca de 4,3% das pessoas acima de 12 anos relatavam ter usado PCP em algum momento da vida, o que representou um aumento em relação aos 2,9% que reportaram uso em 1985.[155] Não foram encontrados dados brasileiros sobre o uso de fenciclidina.

---

[151] Sharkey, 1996 e Silvester, 1995, *apud* Grob e Poland, 1997.
[152] Soldera *et al.*, 2004.
[153] Galloway, 1997.
[154] Cicad, 2003.
[155] Zukin *et al.*, 1997.

Inalantes

O nitrato de amila tem sido muito usado por homossexuais masculinos para aumentar a vivência de orgasmo; os gases anestésicos e o halotano são às vezes usados por integrantes da área médica e odontológica.[156] O óxido nitroso é abusado também por trabalhadores da área alimentar, pois é usado como propelente em minitanques de alumínio descartáveis usados para cremes.[157] De acordo com dados do Nida, relatório de 1997 indicou que 21% dos oitavo-anistas, 18,3% dos décimo-anistas e 16,1% dos décimo-segundo-anistas haviam usado inalantes alguma vez na vida, dos quais, respectivamente, 11,8%, 8,7% e 6,7% haviam usado no ano anterior e 5,6%, 3,0% e 2,5%, no mês anterior ao estudo. No Brasil, 5,8% dos entrevistados referiu uso de solventes na vida.[158] Em estudo do Conen do Amazonas com estudantes de primeiro e segundo graus, solventes eram consumidos por 1,07% dos entrevistados.[159]

Nicotina

A dependência de nicotina (25% das pessoas) apareceu como o **transtorno** psiquiátrico mais prevalente num estudo em São Paulo.[160] Em levantamento do Conen do Amazonas[161] com estudantes de primeiro e segundo graus, o taba-

---

[156] Sandoval, 1993.
[157] O'Brien, 1996.
[158] Cicad, 2003.
[159] Cebrid, 2003.
[160] Andrade *et al.*, 2002.
[161] Cebrid, 2003.

co era consumido por 12,55% dos entrevistados. Levantamento do Instituto Nacional do Câncer encontrou prevalências de tabagistas de 12,9% (Aracaju) e 25,2% (Porto Alegre).[162]

Opiáceos e opióides

Calcula-se que existam de 750 mil a 1 milhão de usuários regulares de heroína nos Estados Unidos.[163] Em 2001, na América do Sul, foram apreendidos 1.394 kg de heroína, sendo 56,5% na Colômbia, 18,2% no Equador, 16,4% na Venezuela e 8,9% nos outros países. As estatísticas brasileiras são poucas e falhas; sabe-se que em 1995 foram apreendidos 6 kg de morfina, e não há dados de anos posteriores. Dos brasileiros pesquisados, 2% relataram uso na vida de xaropes contendo codeína, 1,4% de opiáceos e 0,1% de heroína.[164] Estudo do Conen do Amazonas com estudantes de primeiro e segundo graus, xaropes para tosse eram consumidos por 2,04% dos entrevistados e opióides por 1,55%.[165]

Existem indícios de que o uso de várias drogas esteja aumentando, numa tendência surgida a partir dos primeiros anos da década de 1990.[166]

---

[162] Inca, 2004.
[163] O'Brien, 1996.
[164] Cicad, 2003.
[165] Cebrid, 2003.
[166] Adlaf *et al.*, 2000.

Uma curiosidade: ao contrário do que muitos (inclusive profissionais de saúde) pensam, apesar do acesso mais fácil a drogas, o uso de drogas por médicos é na maioria das vezes menor do que no resto da população com mesmas características educacionais e demográficas.[167]

A ação das drogas no organismo humano

Álcool

Como outras drogas de abuso, parece que o álcool atua sobre vias mesolímbicas, apesar de não se conhecerem os mecanismos exatos envolvidos nesta ação; sabe-se que ele atua sobre vários canais iônicos relacionados a **receptores** de **neurotransmissores,** tais como o GABA$_A$, a glicina, o NMDA, o AMPA e o cainato. Entretanto, não se conseguiu ainda vincular definitivamente nenhum desses **receptores** a efeitos neurocomportamentais do álcool.[168]

Alucinógenos

O principal mecanismo proposto atualmente é a ligação a **receptores** de **serotonina** do tipo 5HT2A, encontrado em grandes concentrações no córtex e sistema límbico; drogas como o MDA e o MDMA, no entanto, pouco interagem com este **receptor,** possivelmente tendo outros mecanismos de ação.[169]

---

[167] Baldwin *et al.*, 1991.
[168] Valenzuela e Harris, 1997.
[169] Pechnick e Ungerleider, 1997.

Anfetamina e substâncias semelhantes

As anfetaminas são **agonistas** indiretos de **catecolaminas**; doses altas levam à liberação de **serotonina**; vários outros neuropeptídeos são também afetados, por exemplo, a substância P e a neurotensina.[170]

Ansiolíticos, sedativos e hipnóticos

Estas substâncias atuam basicamente sobre o sistema GABA-érgico, relacionado à ansiedade. (O funcionamento normal desse sistema permite a existência de uma ansiedade "boa", que mantém os indivíduos alertas e vigilantes.) As drogas ansiolíticas e sedativas aumentam a atividade do GABA, induzindo diminuição da ansiedade e sedação; o GABA é um **neurotransmissor** inibitório, que leva à abertura de canais de cloro na membrana celular e à diminuição das descargas neuronais. Os **receptores** de benzodiazepínicos aparecem em maiores concentrações no córtex frontal e occipital, no hipotálamo, no cerebelo, no mesencéfalo e no hipocampo[171] (figuras 2 e 3). Não se sabe ao certo se o efeito **reforçador** dessas drogas se daria apenas pelo efeito tranqüilizante, com a retirada das sensações aversivas de ansiedade e tensão (**reforçamento** negativo) ou se, paralelamente, teriam um efeito de **reforçamento** positivo.

---

[170] King e Ellinwood, 1997.
[171] Brick e Erickson, 2000.

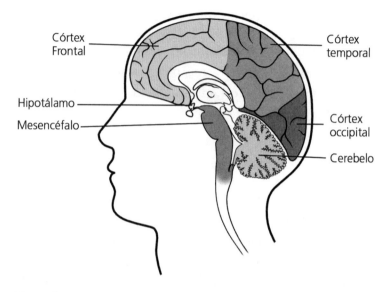

Figura 2.

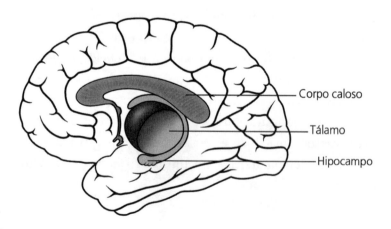

Figura 3.

Cafeína

Não se sabe ao certo, mas um dos possíveis mecanismos de ação da cafeína seria a oposição aos efeitos de neurônios cerebrais que liberam uma substância chamada de adenosina, que teria efeitos tranqüilizantes – daí o efeito excitante da cafeína. No entanto, existem estudos que vinculam a ação da cafeína mais a outros **neurotransmissores**, tais como a **serotonina**.[172]

Canabinóides

Os **receptores** moleculares do THC (tetra-hidrocanabinol), principal substância ativa dos canabinóides, distribuem-se mais densamente no cerebelo, nos gânglios da base e no hipocampo – áreas relacionadas à memória, emoções e movimentos. O THC inibe a atividade da adenil-ciclase, uma enzima que estimula a formação do AMP **cíclico**, responsável por alterar a excitabilidade do neurônio. O cérebro também fabrica uma substância semelhante ao THC, chamada anandamida.[173]

Cocaína

Acredita-se que a cocaína eleve as concentrações sinápticas de **dopamina** no sistema mesolímbico.[174]

---

[172] Greden e Walters, 1997.
[173] Brick e Erickson, 2000.
[174] Gold e Miller, 1997.

Drogas projetadas (designer drugs *ou* club drugs)

A MDMA, agonista indireto da serotonina, libera e inibe a recaptura principalmente da **dopamina**, da **noradrenalina** e da adrenalina. O GHB aumenta os níveis centrais de dopamina.[175]

Esteróides androgênicos anabolizantes

A testosterona, paradigma dessas drogas, atua diretamente sobre células-alvo, ligando-se a um **receptor** intracelular (dentro da célula); o complexo molecular formado pelo andrógeno unido ao **receptor** liga-se a cromossomos, levando à síntese de RNA e proteínas específicos, levando aos efeitos **anabolizantes** e **androgênicos**.

Fenciclidina

O **receptor** molecular de PCP apresenta-se em densidades elevadas em regiões prosencefálicas anteriores, incluindo o neocórtex e estruturas olfatórias (figura 4). As substâncias que se ligam a **receptores** desse tipo levam a uma potente inibição da neurotransmissão mediada pelo M-metil-D-aspartato (NMDA), um tipo de **receptor** molecular para o glutamato, um aminoácido excitador (que leva a descargas neuronais). Os efeitos comportamentais dessa ação variam conforme a espécie animal considerada.[176]

---

[175] Britt e McCance-Katz, 2005.
[176] Zukin *et al.*, 1997.

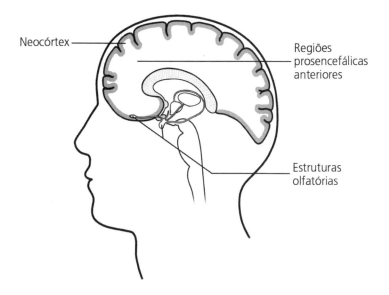

Figura 4.

Inalantes

Os mecanismos de ação desse grupo estão entre os menos conhecidos das drogas de abuso. Essas drogas podem ser divididas em três grupos: os nitritos alquílicos voláteis, o óxido nitroso e os solventes, combustíveis e anestésicos voláteis[177]. É possível que a ação do primeiro grupo se deva ao efeito vasodilatador do óxido nitroso liberado em sua metabolização. Talvez haja penetração de nitritos alquílicos ou de óxido nitroso nas células cerebrais. O óxido nitroso tem algumas ações analgésicas relacionadas a **receptores**

---

[177] Balster, 1998.

opióides, porém isso não explica a maioria dos seus efeitos neurocomportamentais. Algumas das suas ações podem exercer-se sobre **receptores** de ácido gama-aminobutírico (GABA), como a dos benzodiazepínicos, sendo combatida por um **antagonista** de benzodiazepínicos, o flumazenil. Finalmente, os solventes, combustíveis e anestésicos voláteis – um grupo talvez heterogêneo, conforme sugerem as nítidas diferenças de ação entre seus membros – podem ter alguns dos seus membros mais típicos, o tricloro-etano (TCE), o tolueno e o éter, exercendo suas ações em relação ao **potencial de abuso** de modo semelhante ao álcool. Eles o fazem por meio de efeitos sobre **receptores** de GABA e inibição da ação do **receptor** de glutamato, N-metil-D-aspartato (NMDA).[178]

Nicotina

No sistema nervoso central, **receptores** de nicotina são encontrados em diferentes áreas: núcleo interpeduncular e habênula medial do sistema límbico, núcleos talâmicos e córtex cerebral (figura 5). Nessas regiões, a nicotina aumenta a atividade, demonstrada por meio do aumento da utilização de glicose. A nicotina ativa também o sistema mesolímbico pela de ação direta sobre a área tegmental ventral. Experimentos em ratos demonstraram efeitos na concha do núcleo accumbens, que lembram aqueles resultantes da ação de outras classes de drogas produtoras de dependência, como a cocaína (figura 6).[179]

---

[178] Balster, 1998.
[179] Schmitz *et al.*, 1997.

Drogas – perguntas e respostas | 141

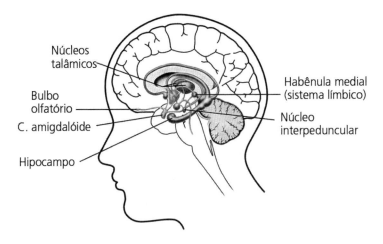

Figura 5.

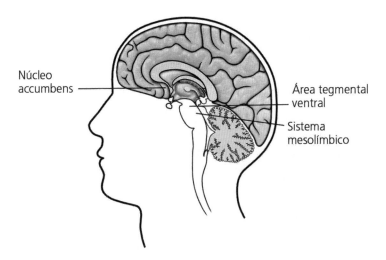

Figura 6.

Opiáceos e opióides

Os **receptores** de opióides encontram-se em vários locais do cérebro. Sua estimulação ocorre pelos opióides produzidos pelo próprio organismo (opióides **endógenos**) ou aqueles administrados artificialmente. Atuam indiretamente – sobre a liberação de outros **neurotransmissores** e sobre a síntese de substâncias – ou diretamente, sobre a abertura de canais de íons na membrana dos neurônios. Sua ação está relacionada a uma série de eventos neuro-endócrino-comportamentais, tais como analgesia, regulação da temperatura do organismo, vivências de prazer e produção de anticorpos.[180]

Doses, posologias e duração dos tratamentos habituais com medicações

Dissulfiram

Inicia-se o tratamento com 250 mg a 500 mg diários. A dose de manutenção habitual é de 250 mg diários, podendo ser reduzida para 125 mg/dia ou aumentada até 500 mg/dia, administrados por via oral (VO), pela manhã. Existem propostas de administração (bem menos usadas) de três em três ou quatro em quatro dias, pelo médico, no consultório e no início do tratamento, tendo em vista que muitos pacientes se mantêm sensíveis aos efeitos do dissulfiram por períodos mais prolongados.[181]

---

[180] Simon, 1997.
[181] Geller, 1997; Galanter, 1997; Goodwin e Gabrielli, 1997.

Acamprosato

A dose para pessoas abaixo de 60 kg é de 1.332 mg VO diários, divididos em três tomadas. Para pessoas acima deste peso, a dose é de 1.998 mg VO diários, divididos também em três tomadas. Demonstrou-se sua eficácia em seres humanos em estudos de sessenta dias a um ano.[182]

Naltrexona

No caso de alcoolismo, usam-se 50 mg VO diários. Segundo o fabricante, os tratamentos foram comprovados para a duração de doze semanas. Existem evidências de que o uso prolongado, acima desse período, seja também indicado em vários casos.[183] Nos dependentes de opióides, inicia-se o tratamento de sete a dez dias depois da abstinência, observando-se cuidadosamente o paciente por uma hora após a administração de 25 mg VO. Se não houver reações adversas, continua-se o tratamento com 50 mg VO diários; eventualmente se usam 100 mg em dias alternados ou 150 mg a cada três dias.

Bupropiona

A dose é de 300 mg VO diários, em duas tomadas (uma de manhã e uma por volta das 16 horas). Começa-se a administração com 150 mg diários e, a partir do quarto dia, toma-se a dose completa. Recomenda-se que a pessoa pare de fumar nas primeiras duas semanas de tratamento, prefe-

---

[182] Sass *et al.*, 1996, *apud* Laranjeira, 2002; Whitworth, 1996, *apud* Laranjeira, 2002.
[183] Laranjeira, 2002.

rencialmente na segunda semana. Estudos indicam um tratamento mínimo de doze semanas, mas há evidências de que tratamentos de até um ano de duração sejam eficazes. Caso não haja sucesso após sete semanas, recomenda-se a suspensão do tratamento (informações do fabricante).

Goma de nicotina

O fabricante recomenda que o fumante masque a goma cada vez que sentir necessidade de fumar, num total de oito a doze gomas por dia e um máximo de 24 gomas. Recomenda um tratamento de três a dozes meses. As recomendações do Surgeon General (www.surgeongeneral.gov/tobacco) norte-americano diferem um pouco. Mencionam evidências de que mascar a goma em intervalos regulares de sessenta a noventa minutos pode ser mais eficaz do que usá-la só quando se tem vontade de fumar. Sugere tratamento de até doze semanas, ressalvando que pode ser mantido por mais tempo.

Adesivo de nicotina

O Surgeon General americano aconselha o uso de adesivo com 21 mg de nicotina/dia por quatro semanas, seguido do adesivo de 14 mg/dia por duas semanas e, finalmente, terminar o tratamento com o adesivo de 7 mg/dia por duas semanas.

Nortriptilina

O Surgeon General recomenda o uso de 75 a 100 mg/dia, via oral, por doze semanas, com a ressalva de que o tratamento pode ser estendido, a critério médico.

Clonidina

O Surgeon General indica o uso de 0,15 a 0,75 mg diários por via oral ou transdérmica, por três a dez semanas.

Metadona

Alguns autores[184] defendem doses iniciais de 20 a 40 mg VO diários, seguidos de um aumento de 5 a 10 mg a cada 3 a 24 horas, de acordo com o alívio obtido pelo paciente. As doses de manutenção seriam de 60 a 120 mg diários, por tempo indeterminado. Há diversas evidências da eficácia do tratamento com metadona por muitos anos, quando conduzido em contexto adequado (geralmente em clínicas apropriadas, associado a ressocialização, dosagens urinárias de drogas, psicoterapia e controle rigoroso do fornecimento de metadona).[185] Outros autores, entretanto, defendem doses mais baixas e tratamentos mais breves.[186]

LAAM

Doses encontradas na literatura situam-se por volta de 80 mg VO três vezes por semana[187], entre 75 e 115 mg.[188] Embora o LAAM seja uma droga ainda menos utilizada que a metadona, as questões relativas à duração do tratamento podem extrapolar aquelas referentes a ela.

---

[184] Lowinson *et al.*, 1997.
[185] Lowinson *et al.*, 1997; Gowing *et al.*, 2002.
[186] Baltieri, 2002.
[187] Greenstein *et al.*, 1997.
[188] Gowing *et al.*, 2002.

Buprenorfina

Em um estudo de dezessete semanas de duração, a buprenorfina, em doses de 16 a 32 mg administradas três vezes por semana, mostrou eficácia equiparável à de 75 a 115 mg de LAAM administrado com a mesma freqüência, à de 60 a 100 mg de metadona administrada diariamente e superior à de 20 mg diários de metadona.[189] Num estudo com um ano de duração, 8 mg diários de buprenorfina não se mostraram tão eficazes quanto 80 mg de metadona.[190] Assim, doses mais altas parecem estar associadas a maior eficácia preventiva a longo prazo.

Vareniclina

Há pelo menos um estudo que sugere que a vareniclina pode ser mais eficaz que a bupropiona após 12 e 24 semanas de tratamento.[191] Mais estudos, entretanto, são necessários.

Rimonabant

O rimonabant parece significativamente melhor que o placebo para ajudar as pessoas a pararem de fumar.[192]

Topiramato

O topiramato, em doses de até 300 mg, parece útil no alcoolismo[193] e no tabagismo associado ao alcoolismo.[194]

---

[189] Gowing *et al.*, 2002.
[190] Ling *et al.*, 1996.
[191] Gonzales *et al.*, 2006.
[192] Gelfand e Cannon, 2006.
[193] Arnone, 2005.
[194] Johnson *et al.*, 2005.

Os efeitos colaterais dessas medicações

ATENÇÃO: os dados a seguir têm objetivo meramente de informar. Apenas o médico pode optar pelo uso ou não-uso de uma medicação no tratamento.

> Muitas pessoas leigas se assustam ao ler a lista de efeitos colaterais das medicações. Assim, é importante lembrar que:
> - Medicações são produzidas de modo que, na grande maioria das pessoas, seus efeitos benéficos ultrapassem os negativos.
> - Existe uma tendência entre as indústrias farmacêuticas de, por precaução, incluir efeitos colaterais cuja relação com o uso da medicação não foi realmente comprovada. Isso explica por que os efeitos colaterais observados na prática clínica e mesmo citados por fontes importantes como o Surgeon General são muito menos numerosos que os que aparecem nas bulas dos remédios.
> - Quem apresenta efeitos colaterais, geralmente apresenta um ou outro, não a lista inteira. A lista apenas se refere aos efeitos já relatados, não aos que aparecem no mesmo indivíduo. Algumas bulas discriminam a freqüência porcentual de aparecimento dos efeitos.
> - A maioria dos efeitos colaterais varia de leve a moderada e é transitória.
> - Efeitos perigosos são necessariamente raros (e muitas vezes resultantes de uso equivocado). Do contrário, o medicamento seria retirado de circulação.
> - Medicações são estudadas durante anos, antes de seguirem para comercialização. O remédio "novo" prescrito pelo médico é resultado de anos, às vezes décadas, de experimentos em animais e voluntários humanos.

> - Nem todas as alterações que aparecem durante o uso de um remédio se devem a ele. Com freqüência, são apenas coincidências.
>
> Em caso de dúvida, pergunte ao seu médico.

Acamprosato

Reações moderadas e transitórias de diarréia, mais raramente náuseas, vômitos e dores abdominais; pode ocorrer prurido, **eritema**.[195]

Adesivo de nicotina

O Surgeon General menciona reação local da pele e insônia. Segundo o fabricante, as reações no local podem ser de coceira, irritação e calor (as mais comuns). Outras reações possíveis: sonhos anormais, secura da boca, dispepsia, insônia, náusea.

Buprenorfina

Sedação, sonolência, constipação e outros efeitos típicos de **agonistas mu**. Durante o tratamento, o indivíduo desenvolve tolerância a esses efeitos.[196] Outras reações são raras, de acordo com informações do fabricante.

---

[195] DEF, 2001/2002.
[196] Greenstein *et al.*, 1997.

Bupropiona

O Surgeon General cita insônia e boca seca como efeitos colaterais. O fabricante cita: febre, dor torácica, **astenia, taquicardia**, vasodilatação, **hipotensão postural**, elevação da pressão arterial, "fogachos", síncope, **convulsões**, insônia, tremores, distúrbios de concentração, cefaléia, tontura, depressão, confusão, agitação, ansiedade, anorexia, perda de peso, secura na boca, náusea, vômito, dor abdominal, constipação, erupções cutâneas, prurido, sudorese, urticária, **angioedema, dispnéia/broncoespasmo, choque** anafilático (raro), **eritema multiforme, síndrome de Stevens-Johnson, artralgia, mialgia**, febre, zumbido no ouvido, distúrbios visuais e alterações do paladar.

Clonidina

A maioria das reações adversas é leve e tende a diminuir com a continuação da terapêutica. Os efeitos colaterais mais freqüentes são secura da boca e sedação. Ocasionalmente, observou-se: constipação; náusea e vômito; cefaléia; mal-estar geral; impotência; diminuição da libido; **ginecomastia; hipotensão ortostática; parestesia** das extremidades; **fenômeno de Raynaud**; dor nas glândulas **parótidas**; secura da mucosa nasal; diminuição do fluxo lacrimal (precaução nos usuários de lentes de contato); reações cutâneas como **exantema**, urticária, prurido e **alopecia**; distúrbios do sono; pesadelos; depressão; **transtornos** de percepção, **alucinações**, confusão e **transtornos** de **acomodação visual**. Pode haver ainda potencialização de quadros bradiarrítmicos, como **bradicardia** sinusal ou **bloqueio** AV.

Dissulfiram

Em geral, o dissulfiram é inócuo, a não ser que misturado com álcool. Raramente pode causar reações parecidas com acne, urticária, sensação de moleza, tremores, inquietação, cefaléia, tontura, gosto de alho ou de metal na boca e leves distúrbios gastrintestinais. Há relatos de neuropatias, quadros **psicóticos** e **acetonemia**.[197]

Goma de nicotina

O Surgeon General cita boca irritada e dispepsia. O fabricante refere que, nas doses indicadas, não houve reações sérias, mas apenas relatos de irritação na garganta e aumento da salivação – principalmente no início do tratamento. Efeitos colaterais com incidência acima de 1%: vertigem, dor de cabeça, náusea, vômito, desconforto gastrintestinal, soluços, dor de garganta, dor bucal, aftas e dor muscular na mandíbula; em alguns casos, a goma poderia aderir à dentadura, danificando-a.

LAAM

Há relatos de: sudorese, constipação, ansiedade, pele arrepiada, **disforia**, irritabilidade, fraqueza muscular, tremores, **paranóia**, **arritmia cardíaca**, tremores dos membros ao adormecer, impotência, sintomas de abstinência, mal-estar gastrintestinal, anorexia, diminuição da libido, perda de apetite e de peso, no início do tratamento, náusea e vômito, tontura, sensação de letargia e depressão. Doses cumu-

---

[197] Hobbs *et al.*, 1996.

lativas podem levar à depressão, coma, cefaléia, prurido, pesadelos e comportamento bizarro. Bem como anormalidades laboratoriais (elevação de enzimas hepáticas, queda do **hematócrito**, elevação da glicemia) e eletroencefalográficas.[198]

Metadona

Os maiores riscos referem-se à depressão respiratória e, em menor grau, depressão circulatória, parada respiratória, **choque**, tendo também ocorrido parada cardíaca. Segundo o fabricante, as reações adversas mais freqüentes incluem tontura, sedação, náusea, vômito e transpiração.

Naltrexona

Em tratamentos de alcoolismo: náuseas (10%), cefaléia (7%), tontura (4%), nervosismo (4%), fadiga (4%), insônia (3%), vômito (3%), ansiedade (2%), sonolência (2%). Outras reações tiveram incidência inferior a 2%. Em dependentes de narcóticos: com incidência acima de 10%, há relatos de dificuldade de dormir, ansiedade, nervosismo, dor ou cãibra abdominal, náusea e/ou vômito, **adinamia**, dores nas articulações e músculos e cefaléia. Em menos de 10%: perda de apetite, diarréia, constipação, sede aumentada, energia aumentada, depressão, irritabilidade, tonturas, **exantema** cutâneo, ejaculação retardada, diminuição da potência e calafrios. Outros efeitos ocorreram com incidência inferior a 1% (informações do fabricante).

---

[198] Nida, 2003.

Nortriptilina

De acordo com o fabricante, é possível ocorrer: discreta sedação, efeitos **anticolinérgicos** (boca seca, obstipação, visão embaçada, principalmente), hipotensão, efeitos cardiológicos (**taquicardia,** infarto, **arritmias,** bloqueio cardíaco), crises **convulsivas,** ganho de peso, retenção ou retardo urinário.[199]

Rimonabant

O principal efeito colateral descrito foram náuseas.[200]

Vareniclina

Os principais efeitos colaterais que foram mais freqüentes do que com placebo foram náuseas, cefaléia, insônia e sonhos anormais.[201]

Topiramato

Os efeitos colaterais que foram mais comuns foram parestesias ("adormecimento", "formigamento"), náuseas e vômitos, dificuldades cognitivas e cefaléia.[202]

O que as pesquisas mostram no caso de crianças e adolescentes de rua

Em um estudo[203] sobre uso de drogas por crianças e adolescentes de rua, realizado em seis capitais brasileiras, os

---

[199] Baldessarini, 1996.
[200] Gelfand e Cannon, 2006.
[201] Informações do fabricante; Nides *et al.*, 2006.
[202] Arnone, 2005.
[203] Noto, 1998.

principais motivos citados para o primeiro uso foram: incentivo ou mesmo imposição de um colega (alegado por 35,7% dos entrevistados), curiosidade (15,5%) e tentativa de esquecer problemas ou enfrentar situações como fome, frio, tristeza (5,1%).

Descobriu-se ainda que 88,1% dos entrevistados já tinham usado drogas, com relatos de uso pesado (cinco ou mais vezes por semana, no mês que antecedeu à pesquisa) em 48,3% dos casos. Também 46,4% deles já haviam experimentado álcool em Porto Alegre, enquanto 79,2% já o tinham experimentado em Brasília. O tabaco havia sido experimentado por 57,8% em Fortaleza e 77,5% no Rio de Janeiro. Quanto ao uso pesado (cinco ou mais vezes por semana), 3,2% apenas relataram o uso de álcool e 38,5% referiram o de tabaco. Os solventes apareceram como a segunda droga mais citada como uso pesado em Recife, São Paulo, Porto Alegre, Brasília e Fortaleza. No Rio de Janeiro, dos 89 entrevistados, só um disse usar pesadamente solventes. A maconha foi a segunda droga mais usada pesadamente no Rio de Janeiro, ficando em terceiro lugar nas outras capitais (em São Paulo, ela ocupou esse lugar juntamente com o álcool). Em quarto lugar, veio a cocaína, em São Paulo; em Porto Alegre e no Rio de Janeiro, a cocaína e o álcool; em Fortaleza, as medicações ansiolíticas; em Recife e em Brasília, o álcool. Em quinto lugar, apareceram os ansiolíticos em São Paulo, e junto com eles os **anticolinérgicos** em Brasília.

Glossário

Acetonemia
Presença no sangue de acetona ou compostos cetônicos em quantidades relativamente grandes.[204]

Acomodação visual
Capacidade dos órgãos visuais de se acomodar à visão a várias distâncias; os **transtornos** da acomodação visual podem levar à visão embaçada.

Acidose (metabólica)
Deslocamento do pH do sangue para abaixo do seu normal.

Adinamia
Prostração, debilidade.

---

[204] Stedman, 1979.

Agonista

Droga que se liga a **receptores** moleculares na célula e mimetiza os efeitos de substâncias reguladoras endógenas

- Parcial: droga que, administrada em sua dose de máxima eficiência, produz efeitos abaixo daqueles do agonista completo.[205]
- Mu: substância agonista com ação sobre o **receptor** molecular mu de opióides.

Agranulocitose

Quadro sangüíneo em que as células brancas deixam de ser produzidas.

Alopecia

Queda de cabelos.

Alucinação

Sintoma psicopatológico caracterizado pela percepção de um conjunto de estímulos que não está presente. Nas alucinações auditivas, o indivíduo ouve sons, vozes ou mesmo diálogos na ausência de objetos ou pessoas que os estivessem emitindo. Nas visuais, vê coisas ausentes. Nas olfativas, o mesmo se dá com cheiros. Nas alucinações somatossensitivas, a pessoa tem vivências relacionadas ao tato, sensações de queimação etc. Podem ocorrer alucinações em qualquer uma das áreas sensoriais.

---

[205] Greenstein *et al.*, 1997.

Amnésia

Perda de memória.

- Anterógrada: perda da memória "para a frente". No caso dos BZDs, por exemplo, trata-se da amnésia de eventos ocorridos após o início do efeito da droga.

AMP cíclico

Monofosfato de adenosina cíclico; nucleotídeo cíclico formado a partir do trifosfato de adenosina, por ação da adenilato-ciclase. Conhecido como "segundo mensageiro", participa na ação de **catecolaminas**, vasopressina, hormônio adrenocorticotrófico e muitos outros hormônios.[206]

Anabolizante

Substância que leva à construção de moléculas do organismo; oposto de catabolizante.

Androgênico

Masculinizante.

Angioedema

Episódios recorrentes e periódicos de intumescências não inflamatórias da pele, membranas mucosas, vísceras e cérebro.[207]

---

[206] Anderson e Anderson, 2001.
[207] Stedman, 1979.

Anóxia
Falta de oxigênio num tecido do organismo.

Antagonista
Droga que se opõe aos efeitos fisiológicos de substâncias reguladoras endógenas.

Anticolinérgico
Que inibe os efeitos da acetil-colina, uma das substâncias **neurotransmissoras**. Efeitos **anticolinérgicos** de drogas geralmente incluem boca seca, obstipação (no caso de medicações usadas por períodos mais ou menos longos), visão embaçada, retenção urinária, distúrbios da **acomodação visual**.

Antipsicótico
Droga que combate sintomas psicóticos.

Arritmia cardíaca
Situação em que o coração deixa de contrair-se num ritmo regular.

Articulação têmporo-mandibular
Grosso modo, articulação responsável pelo fechamento e abertura da boca.

Artralgia
Dor nas articulações.

Astenia
Fraqueza, debilidade.

Ataxia

Incapacidade de coordenação dos movimentos voluntários.

Axônio

Prolongamento do corpo celular responsável por grande parte das conexões entre as células nervosas. Adjetivo correspondente: **axonal**.

Bloqueio AV

Bloqueio da condução do estímulo à contração cardíaca no nível do **nó átrio-ventricular**.

Bradiarritmia

Alteração do ritmo cardíaco, que torna-o mais lento que o normal.

Bradicardia

Diminuição da freqüência de batimentos cardíacos para abaixo do normal.

Broncoespasmo

Espasmo dos brônquios, levando à dificuldade respiratória.

Catabolização

Decomposição.

Catecolamina

Substância caracterizada por um grupo catecol (um anel benzênico ligado a dois radicais hidroxila) unido a uma amina. Exemplos: **noradrenalina**, adrenalina e **dopamina**.

Choque
Condição anormal de fluxo sangüíneo inadequado, com disfunção celular, hipotensão e **oligúria**, com risco de morte.[208]

Cirrose hepática
Desorganização do tecido do fígado que leva ao mau funcionamento progressivo desse órgão; esse mau funcionamento, por sua vez, tem como conseqüência confusão mental (que pode ser muito grave), sangramentos de varizes no esôfago e intestino que freqüentemente levam à morte, além de várias alterações em inúmeros aspectos do metabolismo do organismo.

Convulsões
Crise epilépticas.

Convulsões tipo "grande mal"
Mais corretamente chamadas de tônico-clônicas generalizadas, essas **convulsões** se caracterizam por uma fase inicial na qual a pessoa cai, fica totalmente enrijecida, e à qual se seguem movimentos bilaterais e simétricos dos membros (popularmente chamados de "bater-se"), até que a crise termina, geralmente após poucos minutos. O indivíduo pode morder as laterais da língua, urinar, evacuar, traumatizar músculos e ossos.

---
[208] Anderson e Anderson, 2001.

Decúbito lateral

Posição em que a pessoa fica deitada sobre um de seus lados.

Delírio

Crença incompatível com a realidade ou, mesmo quando compatível com a realidade, deduzida de modo errôneo. A pessoa conclui, por exemplo, que está sendo traída porque sua esposa pegou o elevador junto com outro homem que mora no prédio. Nada, nem a melhor das argumentações, nem mesmo uma investigação, consegue demovê-la da idéia. A convicção precede os argumentos, que só servem para justificar uma conclusão já tirada.

- **Paranóide** ou delírio auto-referente: delírio no qual o indivíduo crê que acontecimentos normalmente considerados neutros se referem a ele. Por exemplo, passando por uma rua e encontrando um sinal vermelho, acha que lhe querem dizer que o mundo está proibido para ele. Ou se convence de que a polícia o está perseguindo apenas porque, ao passar ao lado de um carro de polícia, viu seu farol aceso.

Delirium

Diz-se de um estado psicopatológico caracterizado por confusão mental, oscilação do nível de vigília (ora o indivíduo está mais acordado, ora parece sonolento, ora excessivamente alerta), agitação e presença eventual de alucinações e **delírios**.

Disartria
Dificuldade de articular os sons.

Discinesia
O *Novo Dicionário Aurélio da Língua Portuguesa* define discinesia como "perturbação do poder de movimentação, que resulta no aparecimento de movimentos fragmentários ou insuficientes". Trata-se de movimentos anormais que aparecem, por exemplo, na forma de contrações musculares involuntárias que levam a movimentos mais ou menos complexos de alguma parte do corpo.

Disforia
Mau-humor, irritabilidade. Adjetivo correspondente: **disfórico**.

Dispnéia
Sensação de dificuldade para respirar.

Distimia
Transtorno no qual ocorrem sintomas depressivos mais leves e/ou menos numerosos que na depressão maior e que duram dois ou mais anos, sem que a pessoa chegue a passar dois meses sem sintomas neste período.

Distonia
Alteração do estado de tensão normal (tônus normal) dos músculos, levando a posicionamentos anormais de partes do corpo, como o espasmo da musculatura do pescoço, com conseqüente torcicolo.

Dopa
Neurotransmissor produzido a partir da **tirosina**.

Dopamina
Neurotransmissor produzido a partir da **dopa**. Uma parte da dopamina liberada na **sinapse** se liga a moléculas da membrana de células contíguas, enquanto outra parte é recapturada ("reabsorvida") pela célula que a liberou. Adjetivo correspondente: **dopaminérgico**.

Dramatização
Técnica na qual o terapeuta e o cliente simulam, como atores num cenário, uma situação da vida real. O cliente poderá perceber dificuldades a serem enfrentadas em seu dia-a-dia e exercitar os comportamentos que o ajudarão a superar essas dificuldades.

Edema
Extravasamento de líquido para fora dos vasos, até o meio intercelular, geralmente causando inchaço.

Endógeno
Produzido no próprio organismo. Opióides endógenos, por exemplo, são substâncias semelhantes aos derivados de ópio, porém produzidas no organismo animal ou humano, onde cumprem várias funções (entre elas, o envolvimento no **reforçamento** de comportamentos).

Epidemiologia
Área da medicina que se dedica ao estudo de como as doenças se distribuem na população.

Eritema (multiforme)

Erupção de máculas, pápulas e vesículas, apresentando aparência multiforme.[209]

Estereotipado

Comportamento repetitivo, que parece um comportamento de autômato.[210]

Evolução

Em medicina, o percurso de uma doença ou grupo de doenças, isto é, como se espera que ela se apresente do começo ao fim.

Exame psíquico

Procedimento diagnóstico que o psiquiatra executa na presença do paciente, observando-o e interrogando-o, visando à determinação das principais alterações psíquicas no momento do exame.

Exantema

Erupção na pele caracterizada principalmente pela intensa vermelhidão em grandes áreas ou em todo o corpo.

Exposição *in vivo*

Procedimento comportamental que planeja uma situação na qual o paciente é exposto aos estímulos reais

---

[209] Stedman, 1979.
[210] Jaspers, 1959.

que tem dificuldade de enfrentar. Contrapõem-se a esta técnica outras como a **dramatização** num ambiente simulado. Faz-se exposição *in vivo*, por exemplo, quando se pede ao paciente que vá (com ou sem um terapeuta) a uma festa e pratique técnicas de recusa de bebida.

Fenômeno de Raynaud

Espasmo das artérias digitais, com branqueamento e dormência dos dedos da mão.[211]

Ginecomastia

Feminilização das mamas.

Grandiosidade

Estado em que a pessoa se sente mais poderosa, mais importante.

Grupos de Doze Passos

Grupos de tratamento de usuários de drogas ou problemas similares (por exemplo, jogo patológico) que se baseiam nos Doze Passos adotados, inicialmente, pelos Alcoólicos Anônimos. Resumidamente, são eles:

1. Admitir a impotência perante o problema.
2. Crer num Poder Superior que pode restaurar a sanidade.
3. Colocar a vida na mão do Poder Superior.
4. Fazer um inventário moral de si mesmo.

---

[211] Stedman, 1979.

5. Admitir a Deus e aos outros os erros morais.
6. Deixar Deus remover as fraquezas.
7. Pedir-Lhe que remova os erros.
8. Fazer uma lista das pessoas que prejudicou.
9. Pedir desculpas a essas pessoas, sempre que possível.
10. Continuar fazendo o inventário moral e admitindo os erros.
11. Manter contato com Deus por meio de oração e meditação.
12. Após o despertar espiritual proporcionado pelos passos anteriores, levá-lo aos portadores de problemas semelhantes e viver segundo esses princípios.

Hematócrito
Medida do volume de hemácias (células vermelhas), expressa como porcentagem do volume sangüíneo total. O âmbito normal está entre 43% e 49% em homens e 37% e 43% em mulheres.[212]

Hiperacusia
Sensibilidade exagerada aos estímulos auditivos.

Hipertensão arterial
Aumento anormal da pressão arterial.

Hipertermia
Aumento anormal da temperatura do corpo.

---
[212] Anderson e Anderson, 2001.

Hipervigilância

Estado excessivamente vígil e responsivo aos estímulos externos e internos, estado demasiadamente "ligado".

Hipotensão ortostática ou postural

Fenômeno em que a pressão arterial cai quando a pessoa fica de pé, a partir da posição deitada ou sentada.

Ilusão

A pessoa vê, sente ou ouve coisas de modo distorcido. Acha, por exemplo, que um casaco pendurado num gancho é uma pessoa. A diferença entre **alucinação** e ilusão é que, na primeira, não há nenhuma presença real no lugar; no caso da ilusão, de fato existe algo, só que este algo é visto, sentido ou ouvido de forma distorcida.

Inibidores seletivos de recaptura de serotonina

Grupo de drogas que tem como principal efeito agudo a inibição de recaptura da **serotonina** nos terminais de células nervosas, aumentando num primeiro momento a quantidade de **serotonina** na **sinapse** e, após um período de semanas a meses, levando a alterações secundárias nos **receptores** da membrana celular e na transmissão de mensagens intracelulares.

Insuficiência

De modo geral, incapacidade de um órgão de executar adequadamente suas funções, levando ao acúmulo de substâncias tóxicas no organismo.

Julgamento (ou juízo), prejuízo do

Quando se fala de prejuízo do julgamento, refere-se ao comprometimento da capacidade de avaliar situações, que leva a falsas conclusões. Por exemplo, quando uma pessoa percebe outra olhando para ela e disso imediatamente deduz que esta quer matá-la, trata-se de um prejuízo da capacidade de julgamento. O indivíduo não consegue avaliar a situação do olhar e levar em conta todas as outras explicações que não envolvam a intenção de matar.

Maiêutica (do grego *maieutiké,* a arte do parto)

Segundo Sócrates, o filósofo deve provocar nos indivíduos o desenvolvimento de seu pensamento de modo que eles venham a superar sua própria ignorância – por meio da descoberta, por si próprios, com o auxílio de um "parteiro" – da verdade que trazem em si.[213]

Maniforme

Lembra a mania, estado psicopatológico em que o humor se encontra anormalmente elevado, expansivo, eufórico (por vezes irritável em vez de eufórico), e em que o indivíduo se mostra excessivamente acelerado em seus atos e pensamentos.

Medidas de suporte

Medidas gerais (por exemplo, manutenção de oxigenação, pressão arterial, hidratação, diurese) executadas

---

[213] Japiassu e Marcondes, 1996.

para manter um organismo em funcionamento enquanto ele é tratado ou se recupera espontaneamente.

Mialgia
Dor muscular.

Mioglobinúria
Ida para a urina da substância mioglobina, resultante da decomposição muscular; esse processo leva a lesão renal.

Neuroléptico
Droga tranqüilizante antipsicótica; nome dado principalmente aos **antipsicóticos** clássicos (que atuam em especial sobre a **dopamina**).

Neurotransmissor
Substância química responsável pela comunicação entre os neurônios. São vários os tipos de neurotransmissores.

Nistagmo
Movimentos oculares simétricos e rítmicos, em geral ao longo do eixo horizontal ou vertical do olho, que aparecem em algumas situações normais e em várias alterações neurológicas.

Noradrenalina ou norepinefrina
Neurotransmissor do grupo das **catecolaminas**, produzido a partir da **dopamina**. Uma parte da noradrenalina liberada na **sinapse** se liga a moléculas da membrana de

células contíguas, enquanto outra parte é recaptada ("reabsorvida") pela célula que a liberou.

Nó átrio-ventricular
Área da musculatura do coração especializada em conduzir o impulso cardíaco, localizada na parede septal do átrio direito.

Oligúria
Diminuição acentuada da urina.

Opistótono
Postura arqueada do corpo resultante da contração intensa da musculatura dorsal.

Paranóia
Quadro psiquiátrico caracterizado pelo predomínio de **delírios** auto-referentes em suas manifestações psicopatológicas.

Paranóide
Assemelha-se às idéias que ocorrem na **paranóia** (ver também **delírio paranóide**).

Parestesia
Sensação cutânea alterada, como a de formigamento ou queimação.

Parótidas (glândula salivar parótida)
Glândula produtora de saliva situada perto do ouvido.

Personalidade anti-social

Também chamada de psicopata amoral ou simplesmente psicopata, a pessoa passa a vida prejudicando os outros em seu próprio proveito, sem o menor remorso.

Pilo-ereção

Ereção dos pêlos do corpo, que ficam em pé, arrepiados.

Potencial de abuso

O termo potencial designa algo que está em potência, que contém a possibilidade de vir a se tornar algo. Potencial de abuso de uma droga é sua capacidade de produzir dependência psico ou fisiológica somada à capacidade de alterar o comportamento de modo prejudicial ao indivíduo ou seu meio social. O termo dependência psicológica refere-se ao potencial reforçador da droga, ou seja, a seu potencial de aumentar ou manter a freqüência de comportamentos de procura ou consumo da droga.[214]

Psicose

Quadro psiquiátrico no qual a pessoa perde o vínculo com a realidade, passando a tirar conclusões de forma absurda (**delírios**), a presenciar coisas inexistentes (alucinações) e/ou apresentar comportamento altamente desorganizado. Adjetivo correspondente: **psicótico**.

Rabdomiólise

Destruição da estrutura das fibras dos músculos estriados (responsáveis pelos movimentos externos do orga-

---

[214] Japiassu e Marcondes, 1996; Woods *et al.*, 1987.

nismo), com liberação de restos na circulação sangüínea que, entre outros prejuízos, lesam os rins.

Receptor

Molécula da membrana celular que, ativada por uma substância química, produz alterações no funcionamento da célula. No texto, trata-se de moléculas envolvidas na transmissão dos impulsos por meio dos quais as células nervosas se comunicam.

Reforçamento

Processo comportamental que consiste em liberar ou retirar um estímulo, após a emissão de uma resposta, e, com essa operação, obter um aumento da probabilidade dessa resposta.

- Reforçamento negativo – Por exemplo, tirar uma pedra do sapato aumenta a velocidade da marcha.

- Reforçamento positivo – Por exemplo, dar uma gorjeta por um serviço bem-feito aumenta a probabilidade de que o mesmo serviço volte a ser bem-feito (a não ser, é claro, numa sociedade em que receber gorjetas seja considerado humilhante). Muitas vezes, mas nem sempre, as pessoas qualificam os estímulos relacionados ao reforçamento positivo como prazerosos.

Reforçar

Ato de produzir **reforçamento**.

Reforço

Estímulo que leva a **reforçamento**.

Retardo psicomotor
Alentecimento dos movimentos (não devido a limitações do aparelho locomotor como músculos, tendões, ossos, nervos periféricos), do discurso e/ou do pensamento.

Rinorréia
Corrimento nasal.

Semi-internação
Qualquer regime em que o paciente não seja obrigado a passar quase todo seu dia internado numa instituição. O paciente pode passar várias horas fora da instituição, somente fins-de-semana, ficar apenas durante o dia (hospital-dia) ou passar só a noite (hospital-noite). Recomenda-se esse tipo de regime para casos menos graves ou como regime de tratamento pré-alta hospitalar.

Serotonina
Substância do grupo das monoaminas, uma das responsáveis pela comunicação entre as células nervosas. Uma parte da serotonina liberada na **sinapse** se liga a moléculas da membrana de células contíguas, enquanto outra parte é recaptada ("reabsorvida") pela célula que a liberou. Adjetivo correspondente: **serotoninérgico**.

Sinapse
Espaço entre o terminal de uma célula nervosa e a membrana da célula contígua (figura 7).

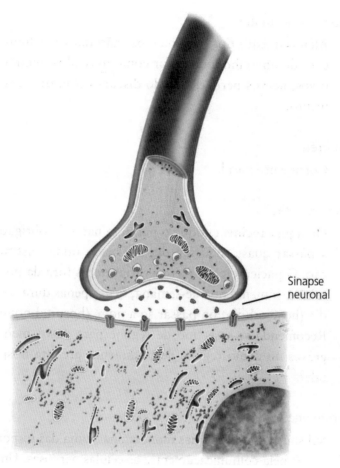

Figura 7.

Síndrome de Stevens-Johnson

Tipo de **eritema** multiforme com exsudação (transpiração).[215]

---
[215] Stedman, 1979.

Speedball
Mistura de cocaína e heroína.

Taquicardia
Esse aumento da freqüência de batimentos cardíacos costuma ocorrer em situações como exercícios e determinadas emoções; quando excessiva, compromete o bombeamento de sangue pelo coração.

Tirosina
Substância cuja molécula dá origem a **neurotransmissores** como a **dopamina** e hormônios como os tireoideanos.

Transtorno
O mesmo que distúrbio. Em psiquiatria, usa-se para denominar quadros mórbidos com determinadas características ao **exame psíquico**, epidemiológicas e de **evolução**, evitando-se o termo doença, que pressupõe o conhecimento da causa – o que não ocorre na maioria dos problemas psiquiátricos.

Bibliografia

ADLAF, E. M.; PAGLIA, A.; IVIS, F. J.; IALOMITEANU, A. "Nonmedical drug use among adolescent students: highlights from the 1999 Ontario Student Drug Use Survey". *Canadian Medical Association Journal*, v. 162, p. 1-7, 2000.

ANDERSON, K. N.; ANDERSON, L. E. (eds.) *Mosby – Dicionário de enfermagem*, 2 ed. São Paulo: Roca, 2001.

ANDRADE, L.; WALTERS, E. E.; GENTIL, V.; LAURENTI, R. "Prevalence of ICD-10 mental disorders in a catchment area in the city of São Paulo, Brazil". *Social Psychiatry and Psychiatric Epidemiology*, v. 37, p. 316-25, 2002.

ANTHENELLI, R. M.; SCHUCKIT, M. A. Genetics. In: LOWINSON, J. H. *et al.* (eds.). *Substance abuse – A comprehensive textbook*, 3 ed. Baltimore: Williams & Wilkins, 1997, p. 41-51.

ANTHONY, J. C.; HELZER, J. E. "Syndromes of drug abuse and dependence". *Psychiatric Disorders in America – The ECA study*". The Tru Press, a division of McMillan, Inc., 1991, p. 116-55.

APA – AMERICAN PSYCHIATRIC ASSOCIATION. *Manual diagnóstico e estatístico de transtornos mentais*, 4 ed. São Paulo: Artes Médicas, 1994, p. 171-262.

ARNONE, D. "Review of the use of topiramate for treatment of psychiatric disorders". *Annals of General Psychiatry*, 2005. Disponível em: http://www.annals.generalpsychiatry.com/content/4/1/5.

BALDESSARINI, R. Drugs and the treatment of psychiatric disorders: psychosis and anxiety. In: HARDMAN, J. G. *et al.* (eds.). *Goodman & Gilman's the pharmacological basis of therapeutics*, 9 ed. Nova York: McGraw-Hill, 1996, p. 399-430.

_____. Drugs and the treatment of psychiatric disorders: depression and mania. In: HARDMAN, J. G. *et al.* (eds.). *Goodman & Gilman's the pharmacological basis of therapeutics*, 9 ed. Nova York: McGraw-Hill, 1996, p. 431-59.

BALDWIN, Dewitt C., JR.; HUGHES, P. H.; CONARD, S. E.; STORR, C. L.; SHEEHAN, D.V. "Substance use among senior medical students – A survey of 23 medical schools". *Journal of The American Medical Association*, v. 265, p. 2074-8, 1991.

BALSTER, R. L. "Neural basis of inhalant abuse". *Drug and Alcohol Dependence*, v. 51, p. 207-14, 1998.

BALTIERI, D. Comunicação pessoal, 2002.

BENET, L. Z. Introduction. In: HARDMAN, J. G. *et al.* (eds.). *Goodman & Gilman's the pharmacological basis of therapeutics*, 9 ed. Nova York: McGraw-Hill, 1996, p. 1.

BIALER, P. A. "Designer drugs in general hospital". *Psychiatric Clinics of North America*, v. 25, p. 231-43, 2002.

BLAINE, J. D.; RENAULT, PIERRE (eds.). "Rx: 3 x/week LAAM – Alternative to methadone". *Bida Research Monograph 8*, 1976, p. 49-51.

BOTVIN, G. J.; BOTVIN, E. M. School-based programs. In: LOWINSON, J. H. *et al.* (eds.). *Substance abuse – A comprehensive textbook*. 3 ed. Baltimore: Williams & Wilkins, 1997, p. 764-775.

BRAU, J. L. *Historia de las drogas*. Barcelona: Bruguera, 1974.

BRICK, J.; ERICKSON, C. K. *Drugs, the brain, and behavior – the pharmacology of abuse and dependence*. The Haworth Press, Inc., 2000, p. 14-6.

BRITT, G. C.; MCCANCE-KATZ, E.F. "A brief overview of the clinical pharmacology of club drugs". *Substance Use and Misuse*, v. 40, p. 1.189-1.201, 2005.

BUSTO, U.; SIMPKINS, J.; SELLERS, E. M.; SISSON, B.; SEGAL, R. "Objective determination of benzodiazepine use and abuse in alcoholics". *British Journal of Addiction*, v. 78, p. 429-35, 1983.

BUSTO, U. E.; RUIZ, I.; BUSTO, M.; GACITÚA, A. "Benzodiazepine use in Chile: impact of availability on use, abuse, and dependence". *Journal of Clinical Psychopharmacology*, v. 16, p. 363-72, 1996.

CAMARGO, M. C.; TOLEDO, M. C.; FARAH, H. G. "Caffeine intake from dietary sources in Brazil". *Food and Additive Contamination*, v. 16, p. 79-87, 1999.

CANNON, M. E.; COOKE, C. T.; MCCARTHY, J. S. "Caffeine-induced cardiac arrhytmia: an unrecognised danger of healthfood products". *eMedical Journal of Australia*, v. 174, p. 520-1, 2001.

CARLINI, E. A.; GALDURÓZ, J. C. F.; NOTO, A. R.; NAPPO, S. A. *Levantamento domiciliar de drogas psicotrópicas no Brasil: estudo envolvendo as 107 maiores cidades do país*. CEBRID/ UNIFESP, 2001.

CARROL, F. I.; HOWARD, J. L.; HOWELL, L. L.; FOX, B. S.; KUHAR, M. J. "Development of the dopamine transporter selective RTI-

336 as a pharmacotherapy for cocaine abuse". *The Aaps Journal,* v. 8, article 24 (http://www.aapsj.org), 2006.

CASTRO, L. A.; BALTIERI, D. A. "The pharmacologic treatment of the alcohol dependence". *Revista Brasileira de Psiquiatria,* v. 26, p. 43-6, 2004.

CEBRID – CENTRO BRASILEIRO DE INFORMAÇÕES SOBRE DROGAS – Saúde Virtual - Boletim CEBRID 45, *Terceiro Levantamento sobre o Uso de Psicotrópicos entre Estudantes de 1º e 2º graus da Rede Pública de Manaus,* p. 2, www.cebrid.drogas. nom.br, 2003.

CHANG, G.; KOSTEN, T. R. Detoxification. In: LOWINSON, J. H. *et al.* (eds.). *Substance abuse – a comprehensive textbook,* 3 ed. Baltimore: Williams & Wilkins, 1997, p. 377-81.

CHAPPEL, J. N.; LEWIS, D. Medical education: the acquisition of knowledge, attitudes, and skills. In: LOWINSON, J. H. *et al.* (eds.). *Substance abuse – A comprehensive textbook.* 3 ed. Baltimore: Williams & Wilkins, 1997, p. 787-801.

COLE-HARDING, S.; DE WIT, H. "Self-administration of pentobarbital in light and moderate alcohol drinkers". *Pharmacology, Biochemistry and Behavior,* v. 43, p. 563-569, 1992.

CICAD – COMISSÃO INTERAMERICANA PARA O CONTROLE DO ABUSO DE DROGAS. *Sumário estatístico de 2001,* 2003, p. 1-66. http://www.cicad.oas.org/.

_____. *Avaliação do progresso do controle de drogas 2001-2002,* p. 4. http://www.cicad.oas.org/.

COVEY, L. S.; SULLIVAN, MARIA A.; JOHNSTON, J. A.; GLASSMAN, A. H.; ROBINSON, M. D.; ADAMS, D. P. "Advances in non-nicotine-pharmacotherapy for smoking cessation". *Drugs,* v. 59, p. 17-31, 2000.

DALEY, D. C.; MARLATT, G. A. Relapse prevention. In: LOWINSON, J. H. *et al.* (eds.). *Substance abuse – A comprehensive textbook.* 3 ed. Baltimore: Williams & Wilkins, 1997, p. 458-67.

DEF – Dicionário de Especialidades Farmacêuticas 2001/02. Ed. de Publicações Científicas, 2001.

Encyclopaedia Britannica Online. "Alcohol. Social conditions of alcohol consumption". http://members.eb.com/bol/topic?eu=5576&sctn=1>. Acesso em jul. 2000.

_____. "Alcohol consumption – Alcohol control". http://members.eb.com/bol/topic?eu=118681& sctn=11. Acesso em 16 jul. 2000.

_____. "Alcohol consumption – Among classical peoples". http://members.eb.com/bol/topic?eu=118681&sctn=2. Acesso em 16 jul. 2000.

_____. "Coca". http://members.eb.com/bol/topic?idxref=467108. Acesso em 16 jul. 2000.

_____. "Cohoba". http://members.eb.com/bol/topics?thes_id=96598. Acesso em 16 jul., 2000.

_____. "Distilled spirit – History of distilling". http://members.eb.com/bol/topic?eu=108453&sctn=2. Acesso em 16 jul. 2000.

_____. "DMT". http://members.eb.com/bol/topic?xref=1154. Acesso em 16 jul. 2000.

_____. "Drug cult – History of drug use in religion". http://members.eb.com./bol/topic?eu=118686&sctn=8. Acesso em 16 jul. 2000.

_____. "Drug use – Cocaine". http://search.eb.com/bol/topic?eu=118685&sctn=14. Acesso em 14 jul. 2000.

_____. "Harmine". http://members.eb.com/bol/topic?idxref=467039. Acesso em 16 jul. 2000.

_____. "LSD". http://members.eb.com/bol/topic?eu=50365& sctn=1. Acesso em 16 jul., 2000.

Engelhart, P. F; Robinson, H.; Kates, H. The workplace. In: Lowinson, J. H. *et al.* (eds.). *Substance abuse – A compre-*

hensive textbook. 3 ed. Baltimore: Williams & Wilkins, 1997, p. 874-84.

FALCO, M. Drug Policy. In: LOWINSON, J. H. *et al.* (eds.). *Substance abuse – A comprehensive textbook*. 3 ed. Baltimore: Williams & Wilkins, 1997, p. 16-22.

FERREIRA, A. B. H. *Novo Dicionário Aurélio da Língua Portuguesa*, 2 ed. revista e aumentada. Rio de Janeiro: Nova Fronteira, 1986.

FRASER, A. D. "Use and abuse of benzodiazepines". *Therapeutic Drug Monitoring*, v. 20, p. 481-9, 1998.

GALANTER, M. Network therapy. In: LOWINSON, J. H. *et al.* (eds.). *Substance abuse – A comprehensive textbook*. 3 ed. Baltimore: Williams & Wilkins, 1997, p. 478-84.

GALLOWAY, G. P. Anabolic-androgenic steroids. In: LOWINSON, J. H. *et al.* (eds.). *Substance abuse – A comprehensive textbook*. 3 ed. Baltimore: Williams & Wilkins, 1997, p. 308-18.

GARDNER, E. L. Brain reward mechanisms. In: LOWINSON, J. H. *et al.* (eds.). *Substance abuse – A comprehensive textbook*. 3 ed. Baltimore: Williams & Wilkins, 1997, p. 51- 85.

GARRETT, J.; STANTON, M. D.; LANDAU, J.; BACIEWICZ, G.; BRINKMAN-SULL, D.; SHEA, R. "The 'concerned other': using family links and networks to overcome resistance to addiction treatment". *Substance Use & Misuse*, v. 34, p. 362-382, 1999.

GATES, S.; SMITH, L. A.; FOXCROFT, D. R. "Auricular acupuncture for cocaine dependence". *Cochrane Database Systematic Reviews*, vol 25, CD005192, 2006.

GELFAND, E. V.; CANNON, C. P. "Rimonabant: a cannabinoid receptor type 1 blocker for management of multiple cardiometabolic risk factors". *The Journal of the American College of Cardiology*, v. 47, p. 1.919-26, 2006.

GELLER, A. Comprehensive treatment programs. In: LOWINSON, J. H. *et al.* (eds.). *Substance abuse – A comprehensive textbook*. 3 ed. Baltimore: Williams & Wilkins, 1997, p. 427-8.

GOLD, M. S.; MILLER, N. S. Cocaine (and crack): neurobiology. In: LOWINSON, J. H. *et al.* (eds.). *Substance abuse – A comprehensive textbook*. 3 ed. Baltimore: Williams & Wilkins, 1997, p. 166-81.

GONZALES, D. *et al.* "Varenicline, an alpha4beta2 nicotinic acetylcholine receptor partial agonist, vs substained-release bupropion and placebo for smoking cessation: a randomized controlled trial". *The Journal of the American Medical Association*, v. 296, p. 94-5.

GOODWIN, D.; GABRIELLI, W. F. JR. Alcohol: clinical aspects. In: LOWINSON, J. H. *et al.* (eds.). *Substance abuse – A comprehensive textbook*. 3 ed. Baltimore: Williams & Wilkins, 1997, p. 142-8.

GORENSTEIN, C.; BERNIK, M. A.; POMPÉIA, S.; MARCOURAKIS, T. "Impairment of performance associated with long-term use of benzodiazepines". *Journal of Psychopharmacology*, v. 9, 1995, p. 313-8.

GOWING, L. R.; ALI, R. L.; WHITE, J. M. "Which substitution pharmacotherapy is most effective in treating opioid dependence?" *eMedical Journal of Australia*, v. 176, p. 493-4, 2002.

GRASSI, M. C.; CIOCE, A. M.; DEI GIUDICI, F.; ANTONILLI, L.; NENCINI, P. "Short-term efficacy of disulfiram or naltrexone in reducing positive urinalysis for both cocaine and cocaethylene in cocaine abusers: a pilot study". *Pharmacological Research*, v. 55, p. 117-221, 2007.

GREDEN, J. F.; WALTERS, A. Caffeine. In: LOWINSON, J. H. *et al.* (eds.). *Substance abuse – A comprehensive textbook*. 3 ed. Baltimore: Williams & Wilkins, 1997, p. 294-307.

GREENES, D. Volatile substance abuse (inhalant abuse). *Clinical Toxicology Review*, v. 18, 1996, 7 páginas. http://www.maripoisoncenter.com/ctr/9604inhalant.html.

GREENSTEIN, R. A.; FUDALA, P. J; O'BRIEN, C. P. Alternative pharmacotherapies for opiate addiction. In: LOWINSON, J. H. *et al.* (eds.). *Substance abuse – A comprehensive textbook.* 3 ed. Baltimore: Williams & Wilkins, 1997, p. 415-25.

GRIFFITHS, J. D. *et al.* "Bupropion: clinical assay for amphetamine-like abuse potential". *Journal of Clinical Psychiatry*, v. 44, p. 206-8, 1983.

GRIFFITHS, R. R.; Johnson, M. W. "Relative abuse liability of hyprotic drugs: a conceptual framework and algorithm for differentiating among compourds. *Journal of Clinical Psychiatry*, v. 66, 2005, pp. 31-41.

GRINSPOON, L.; BAKALAR, J. B. Marijuana In: LOWINSON, J. H. *et al.* (eds.). *Substance abuse – A comprehensive textbook.* 3 ed. Baltimore: Williams & Wilkins, 1997, p. 199-206.

GROB, C. S.; POLAND, R. E. MDMA. In: LOWINSON, J. H. *et al.* (eds.). *Substance abuse – A comprehensive textbook.* 3 ed. Baltimore: Williams & Wilkins, 1997, p. 269-275.

HALIKAS, J. A. Craving. In: LOWINSON, J. H.; RUIZ, P. *et al.* (eds.). *Substance abuse – A comprehensive textbook.* 3 ed. Baltimore: Williams & Wilkins, 1997, p. 85-90.

HART, C. L. "Increasing treatment options for cannabis dependence: a review of potential pharmacotherapies". *Drug and Alcohol Dependence* v. 80, p. 147-59, 2005.

HIRD, S.; KHURI, E. T.; DUSENBURY, L.; MILLMAN, R. B. Adolescents. In: LOWINSON, J. H. *et al.* (eds.). *Substance abuse – A comprehensive textbook,* 3 ed. Baltimore: Williams & Wilkins, 1997, p. 683-92.

Hobbs, W. R.; Rall, T. W.; Verdoorn, T. A. Hypnotics and sedatives; ethanol. In: Hardman, J. G. et al. (eds.). *Goodman & Gilman's the pharmacological basis of therapeutics*, 9 ed. Nova York: McGraw-Hill, 1996, p. 361- 96.

Hubbard, R. L. Evaluation and outcome of treatment. In: Lowinson, J. H. et al. (eds.). *Substance abuse – A comprehensive textbook*. 3 ed. Baltimore: Williams & Wilkins, 1997, p. 499-509.

inca – Instituto Nacional do Câncer. Inquérito domiciliar sobre comportamentos de risco e morbidade referida de doenças e agravos não transmissíveis. p. 54-67. http://www.inca.gov.br/tabagismo/frameset.asp?item=dadosnum&link=brasil.htm

Jansen, K. L. R. Ecstasy (mdma) dependence. *Drug and Alcohol Dependence*, v. 53, p. 121-4, 1999.

Japiassu, H.; Marcondes, D. *Dicionário básico de filosofia*. Rio de Janeiro: Jorge Zahar Editor, 1996.

Jaspers, K. *Allgemeine Psychopathologie*, neunte, unveränderte Auflage, Springer-Verlag, 1973, p. 329.

Joe, G. W.; Knezek, L. V.; Watson, D.; Simpson, D. D. "Depression and decision making among intravenous drug users". *Psychological Report*, v. 68, p. 339-47, 1991.

Johnson, B. "Topiramate – Induced neuromodulation of corticomesolimbic dopamine function: a new vista for the treatment of comorbid alcohol and nicotine dependence?" *Addictive Behaviors*, v. 29, p. 1.465-79, 2004.

_____. et al. "Use of oral topiramate to promote smoking abstinence among alcohol – Dependent smokers: a randomized controlled trial". *Archives of Internal Medicine*, v. 165, p. 1.600-5, 2005.

Johnson, M. D.; Heriza, T. J.; St. Dennis, C. "How to spot illicit drug abuse in your patients". *Postgraduate Medicine*, v. 106, p. 199-214, 1999.

JOHNSON, R. E.; CHUTUAPE, M. A.; STRAIN, E. C. et al. "A comparison of levomethadyl acetate, buprenorphine, and methadone for opioid dependence". *The New England Journal of Medicine*, v. 343, p. 1.290-7, 2000. Apud GOWING, L. R.; ALI, R. L.; WHITE, J. M. "Which substitution pharmacotherapy is most effective in treating opioid dependence?" *The Journal of the American Medical Association,* v. 176, p. 493-4, 2002.

JONAS, S. Public health approaches. In: LOWINSON, J. H. et al. (eds.). *Substance abuse – A comprehensive textbook*. 3 ed. Baltimore: Williams & Wilkins, 1997, p. 775-86.

KAN, C. C.; BRETELER, M. H.; ZITMAN, F. G. "High prevalence of benzodiazepine dependence in out-patient users, based on the DSM-III-R and ICD-10 criteria". *Acta Psychiatrica Scandinavica,* v. 2, p. 85-93, 1997.

KELLY, B. C.; PARSONS, J. T.; WELLS, B. E. "Prevalence of club drugs use among club-going young adults in New York City". *Journal of Urban Health*, v. 83, p. 884-5, 2006.

KING, G. R.; ELLINWOOD, E. H. JR. Amphetamines and other stimulants. In: LOWINSON, J. H. et al. (eds.). *Substance abuse – A comprehensive textbook*. 3 ed. Baltimore: Williams & Wilkins, 1997, p. 207-23.

KLEBER, H. D.; CALIFANO, J. A. JR.; DEMERS, J. C. Clinical and societal implications of drug legalization. In: LOWINSON, J. H. et al. (eds.). *Substance abuse – A comprehensive textbook*. 3 ed. Baltimore: Williams & Wilkins, 1997, p. 855-64.

LAMB, R. J.; GRIFFITHS, R. R. "Self-administration in baboons and the discriminative stimulus effects in rats of bupropion, nomifensine, diclofensine and imipramine". *Psychopharmacology (Berl)*, v. 102, p. 183-90, 1990.

LARANJEIRA, R. *et al.* "Consenso sobre a síndrome de abstinência do álcool (SAA) e seu tratamento". *Revista Brasileira de Psiquiatria*, v. 22, p. 62-71, 2000.

LARANJEIRA, R. Abuso e dependência do álcool. In: FOCCHI, G. R. A.; COSTA LEITE, M.; LARANJEIRA, R.; ANDRADE, A. G. Dependência química – Novos modelos de tratamento. São Paulo: Roca, 2002. p. 1-18.

LARIMER, M. E.; PALMER, R. S.; MARLATT, G. A. "Relapse prevention – An overview of Marlatt's cognitive-behavioral model". *Alcohol research and health*, v. 23, p. 151-60, 1999.

LEE, K. K. C.; CHAN, T. Y. K.; CHAN, ANTHONY; LAU, G. S. N.; CRITCHLEY, A. J. H. "Use and abuse of benzodiazepines in Hong Kong 1990-1993 – The impact of regulatory changes". *Clinical Toxicology*, v. 33, p. 597-602, 1995.

LING, W.; WESSON, D. R.; CHARUVASTRA, C.; KLETT, J. "A controlled trial comparing buprenorphine and methadone maintenance in opioid dependence". *Archives of General Psychiatry*, v. 53, p. 401-7, 1996.

LINGFORD-HUGHES, A.; NUTT, D. "Neurobiology of addiction and implications for treatment". *British Journal of Psychiatry*, v. 182, p. 97-100, 2003.

LITTLETON, J. "Can craving be modeled in animals? The relapse prevention perspective". *Addiction*, v. 95, p. 83-90, 2000.

LOWINSON, J. H.; PAYTE, J. T.; SALSITZ, E.; JOSEPH, H.; MARION, I. J.; DOLE, V. P. Methadone maintenance. In: LOWINSON, J. H. *et al.* (eds.). *Substance abuse – A comprehensive textbook*. 3 ed. Baltimore: Williams & Wilkins, 1997, p. 405-15.

LOWINSON, J. H. *et al.* (eds.). *Substance abuse – A comprehensive textbook*. 3 ed. Baltimore: Williams & Wilkins, 1997, 956 p.

MANCHIKANTI, L. "Prescription drug abuse: what is being done to address this new drug epidemic? Testimony before the subcommittee on criminal justice, drug policy and human resources". *Pain Physician*, v. 9, p. 287-311, 2006.

MARLATT, G. A. "Harm reduction: come as you are". *Addictive Behaviors*, v. 21, p. 779-88, 1996.

MARLATT, G. A.; GORDON, J. R. *Prevenção da recaída – Estratégias de manutenção no tratamento de comportamentos adictivos*. Artes Médicas, 1993, p. 3, 64-114, 151-3.

MARTÍNEZ CANO, H; ICETA IBÁÑEZ de GAUNA, M.; VELA BUENO, A; WITTCHEN, H. U. "DSM-III-R co-morbidity in benzodiazepine dependence". *Addiction*, v. 94, p. 97-107, 1999.

MCCORMICK, J. "Recreational bupropion abuse in a teenager". *British Journal of Clinical Pharmacology*, v. 53, p.214, 2002.

MCDANIEL, C. H., MIOTTO, K. A. "Gamma hydroxybutyrate (GHB) and gamma butyrolactone (GBL) withdrawal: Five case studies". *J. Psychoactive Drugs,* v. 33, p.143–149, 2001.

MEYER, R. E. "Craving: what can be done to bring the insights of neuroscience, behavioral science and clinical science into synchrony". *Addiction*, v. 95, 2000, p. 219-27.

MIRIN, S. M.; WEISS, R. D.; GRIFFIN, M. L.; MICHAEL, J. L. "Psychopathology in drug abusers and their families". *Comprehensive Psychiatry*, v. 32, p. 36-51, 1991.

MORGAN, J. P. Designer drugs. In: LOWINSON, J. H. *et al.* (eds.). *Substance abuse – A comprehensive textbook*. 3 ed. Baltimore: Williams & Wilkins, 1997, p. 264-9.

NADELMANN, E.; MCNEELY, J.; DRUCKER, E. International perspectives. In: LOWINSON, J. H. *et al.* (eds.). *Substance abuse – A comprehensive textbook*. 3 ed. Baltimore: Williams & Wilkins, 1997, p. 22-39.

NIDA – NATIONAL INSTITUTE ON DRUG ABUSE, 2003. Inhalants. www.nida.nih.gov/Infofax/inhalants.html

_____. Rohypnol and GHB, p. 1-2, 2003. www.drugabuse.gov. Infofax/RohypnolGHB.html, 2003.

NIDES *et al*. "Smoking cessation with varenicline, a selective α4β2 nicotinic receptor partial agonist – Results from a 7-week, randomized, placebo and bupropion controlled trial with 1-year follow-up". *Archives of Internal Medicine*, v. 166, p. 1.561-68, 2006.

NOTO, A. R *O uso de drogas entre crianças e adolescentes em situação de rua de seis capitais brasileiras no ano de 1997*. São Paulo: Universidade Federal de São Paulo – Escola Paulista de Medicina, 1998. (Tese de doutorado.)

_____. "O uso de drogas psicotrópicas no Brasil: última década e tendências". *O Mundo da Saúde*, v. 23, p. 5-9, 1999.

NUTT, D. "Alcohol and the brain – Pharmacological insights for psychiatrists". *British Journal of Psychiatry*, v. 175, p. 114-9, 1999.

O'BRIEN, C. P. "Anticraving medications for relapse prevention: a possible new class of psychoactive medications". *The American Journal of Psychiatry*, v. 162, p. 1.423-31, 2005.

_____. Drug addiction and drug abuse. In: HARDMAN, J. G. *et al*. (eds.). *Goodman & Gilman's the pharmacological basis of therapeutics,* 9 ed. Nova York: McGraw-Hill, 1996, p. 557-77.

OLUFADE, A. O.; SHAW, J. W.; FOSTER, S. A.; LEISCHOW, S. J.; HAYS, R. D.; COONS, S. J. "Development of the smoking cessation quality of life questionnaire". *Clinical Therapeutics*, v. 21, p. 2.113-30, 1999.

PADKIN, A. "Treating MDMA ('ecstasy') toxicity". *Anaesthesia*, v. 49, p. 259, 1994.

PARINAUD, M. H. "Bin Sabbah, o homem que inspirou bin Laden". *História Viva*, ano I, n. 7, 2004, p. 52-6.

PECHNICK, R. N.; UNGERLEIDER, J. T. Hallucinogens. In: LOWINSON, J. H. *et al.* (eds.). *Substance abuse – A comprehensive textbook*. 3 ed. Baltimore: Williams & Wilkins, 1997, p. 230-8.

POTGIETER, A. "Overview of the European acamprosate data". *Worldwide benefits of acamprosate – Efficacy, safety and quality of life*. Oxford Scientific Series, v. 2, p. 16-9, 2001.

PRENDERGAST, M. A. "Mechanism of action of acamprosate: new insights on neuroprotective effects". *Worldwide benefits of acamprosate – Efficacy, safety and quality of life*. Oxford Scientific Series, p. 7-8, 2001.

PROCHAZKA, A. V.; WEAVER, M. J.; KELLER, R. T.; FRYER, G. E.; LICARI, P. A.; LOFASO, D. "A randomized trial of nortriptyline for smoking cessation". *Archives of Internal Medicine*, v. 158, p. 2035-9, 1998.

ROTH, T.; HAURI, P.; ZORICK, F.; SATEIA, M.; ROEHRS, T.; KIPP, J. "The effects of midazolam and temazepam on sleep and performance when administered in the middle of the night". *Journal of Clinical Psychopharmacology*, v. 5, p. 66-9, 1985.

ROUNSAVILLE, B. J.; ANTON, S. F.; CARROLL, K.; BUDDE, D.; PRUSOFF, B. A.; GAWIN, F. "Psychiatric diagnoses of treatment-seeking cocaine abusers". *Archives of General Psychiatry*, v. 48, p. 43-51, 1991.

RUSSELL, J. M.; NEWMAN, S. C.; BLAND, R. C. "Drug abuse and dependence". *Acta Psychiatrica Scandinavica*, v. 376, p. 5-62, 1994.

SANDOVAL, V. A. "Nitrous oxide: a serious look at laughing gas". *Texas Dental Journal*, v. 110, p. 13-6, 1993.

SAUM, C. A.; INCIARDI, J. A. "Rohypnol misuse in the United States". *Substance Use & Misuse*, v. 32, p. 723-31, 1997.

SCHMITZ, J. M.; SCHNEIDER, N. G.; JARVIK, M. Nicotine. In: LOWINSON, J. H. *et al.* (eds.). *Substance abuse – A comprehensive textbook*. 3 ed. Baltimore: Williams & Wilkins, 1997, p. 276-94.

SEIVEWRIGHT, N. A.; DOUGAL, W. "Benzodiazepine misuse". *Current Opinion in Psychiatry*, v. 5, p. 408-411.

SHAFFER, H. J. Psychology of stage change. In: LOWINSON, J. H. *et al.* (eds.). *Substance abuse – A comprehensive textbook*. 3 ed. Baltimore: Williams & Wilkins, 1997, p. 100-7.

SHANNON, M. "Methylenedioxymethamphetamine (MDMA, 'Ecstasy')". *Pediatric Emergency*, v. 16, p. 377-80, 2000.

SIMON, E. J. Opiates: neurobiology. In: LOWINSON, J. H. *et al.* (eds.). *Substance abuse – A comprehensive textbook*. 3 ed. Baltimore: Williams & Wilkins, 1997, p. 148-58.

SKINNER, B. F. *Ciência e comportamento humano*. São Paulo: Livraria Martins Fontes Editora, 1998, p. 71.

SLAGHT, E. "Focusing on the family in the treatment of substance abusing criminal offenders". *Journal of Drug Education*, v. 29, p. 53-62, 1999.

SOLDERA, M.; DALGALARRONDO, P.; CORREA FILHO, H. R.; SILVA, C. A. "Use of psychotropic drugs among students: prevalence and associated social factors". *Revista de Saúde Pública*, v. 38, p. 277-83, 2004.

SPEALMAN, R. D.; BARRETT-LARIMORE, R. L.; ROWLETT, J. K.; PLATT, D. M.; KHROYAN, T. V. "Pharmacological and environmental determinants of relapse to cocaine-seeking behavior". *Pharmacology, Biochemistry and Behavior*, v. 64, p. 327-36, 1999.

STEDMAN – Dicionário Médico, 23. ed. – 36 editores, 2 volumes. Guanabara-Koogan, 1979. p. 10, 73, 468, 1.004, 1.039, 1.345.

SUBSTANCE ABUSE AND MENTAL HEALTH SERVICES ADMINISTRATION (SAMHSA). *Summary of findings from the 2000 national household survey on drug abuse*. Chapter 5. Trends in initiation of substance use. www.samhsa.gov, 2002.

SWENDSEN, J. D.; MERIKANGAS, K. R. "The comorbidity of depression and substance use disorders". *Clinical Psychology Review*, v. 20, p. 173-89, 2000.

SZABÓ, N.; RÉZ, A.; NAGY, E.; VÉGH, Z. (eds.). *Encyclopaedia on Street Drugs*, www.drugcd.com, 2000.

SZANTO, K.; NEMES, A. "The use of sodium gamma hydroxibutyrate as an analgesic". (Preliminary report.) *Orvosi Hetilap*, v. 108, p. 61-2, 1967.

TAKAMATSU, Y.; YAMAMOTO, H.; OGAI, Y.; HAGINO, Y.; MARKOU, A.; IKEDA, K. "Fluoxetine as a potential treatment for metamphetamine dependence". *Annals of the New York Academy of Sciences*, v. 1074, p. 295-302, 2006.

TIFFANY, S. T.; CONKLIN, C. A. "A cognitive processing model of alcohol craving and compulsive alcohol use". *Addiction*, v. 95, p. 145-53, 2000.

U. S. CENTERS FOR DISEASE CONTROL AND PREVENTION. Preventing tobacco use among young people: a report of the Surgeon General. *MMWR*, v. 43, p. 1-10, 1994.

U. S. DEPARTMENT OF HEALTH AND HUMAN SERVICES; CENTERS FOR DISEASE CONTROL AND PREVENTION; NATIONAL CENTER FOR CHRONIC DISEASE PREVENTION; NATIONAL CENTER FOR CHRONIC DISEASE PREVENTION AND HEALTH PROMOTION, OFFICE ON SMOKING AND HEALTH. Reducing tobacco use: a report of the surgeon general, 2000, p. 5-25.

VALENZUELA, C. F.; HARRIS, R. A. Alcohol: neurobiology. In: LOWINSON, J. H. *et al.* (eds.). *Substance abuse – A comprehen-*

sive textbook. 3 ed. Baltimore: Williams & Wilkins, 1997, p. 119-42.

VELASQUEZ, M. M.; MAURER, G. G.; CROUCH, C.; DICLEMENTE, C. C. *Group treatment for substance abuse – A stages-of-change therapy manual*. Nova York: The Guilford Press, 2001. 222 p.

WANG, M. Q. *et al*. "Depressive symptoms as correlates of polydrug use for blacks in high-risk community". *Southern Medical Journal*, v. 90, 1997, p. 1.123-8.

WEINSTEIN, A.; FELDTKELLER, B.; MALIZIA, A.; WILSON, S.; BAILEY, J.; NUTT, D. J. "Integrating the cognitive and physiological aspects of craving". *Journal of Psychopharmacology*, v. 12, p. 31-8, 1998.

WILLIAMS, S. "Medications for treating alcohol dependence". *American Family Physician*, v. 72, p. 1.775-80, 2005.

WEISS, R. D.; MIRIN, S. M.; MICHAEL, J. L.; SOLLOGUB, A. C. "Psychopathology in chronic cocaine abusers". *American Journal of Drug and Alcohol Abuse*, v. 12, p. 17-29, 1986.

WINICK, C.; LARSON, M. J. Community action programs. In: LOWINSON, J. H. *et al*. (eds.). *Substance abuse – A comprehensive textbook*. 3 ed. Baltimore: Williams & Wilkins, 1997. p. 755-64.

WOODS, J. H.; KATZ, J. L.; WINGER, G. "Abuse liability of benzodiazepines". *Pharmacological Reviews*, v. 39, n. 4, p. 254-67, 1987.

WOODS, J. H.; KATZ, J. L.; WINGER, G. Abuse and therapeutic use of benzodiazepines and benzodiazepine-like drugs. In: BLOOM, F. E.; KUPFER, D. J. (eds.). *Psychopharmacology, the fourth generation of progress*. American College of Neuropsychopharmacology. Raven Press, 1995.

ZICKLER, P. "Nicotine medication also reduces craving in cocaine addicts". *Nida Notes*, v. 15, (*online*), 2000.

ZUKIN, S. R.; SLOBODA, Z.; JAVITT, D. C. Phencyclidine (PCP). In: LOWINSON J. H. *et al.* (eds.). *Substance abuse – A comprehensive textbook*. 3 ed. Baltimore: Williams & Wilkins, 1997. p. 238-246.

ZUSKA, J. J.; PURSCH, J. A. Tratamento a longo prazo. In: GITLOW, S. E.; PEYSER, H. S. (eds.). *Alcoolismo – Um guia prático de tratamento*. São Paulo: Artmed, 1991. p. 137-67.

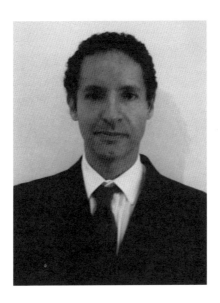

IVAN MARIO BRAUN é médico pela turma de 1986 da Faculdade de Medicina da USP (FMUSP). Completou a especialização em Psiquiatria em 1989 e o mestrado em Psiquiatria na FMUSP em 1996. Logo em seguida, desenvolveu uma pesquisa sobre o abuso de tranqüilizantes.

Desde 2000, está associado ao Grupo Interdisciplinar de Estudos de Álcool e Drogas (Grea) do Instituto de Psiquiatria do Hospital das Clínicas (USP).

Foi supervisor de médicos-residentes entre 2001 e 2005.

Atualmente é médico voluntário no Instituto de Psiquiatria do Hospital das Clínicas, onde supervisiona os psicólogos no Ambulatório de Jogo Patológico e atende os tabagistas no Grea. Em 2006, atuou também com dependentes de álcool e drogas no Espaço Fernando Ramos, em Diadema.

leia também

CONVIVER COM QUEM BEBE
Mary Wilson

Um livro para os cônjuges, filhos, parentes e amigos de alcoolistas, que sofrem as conseqüências dos problemas causados pelos bebedores. Ajuda-os a entender os processos da bebida, desenvolver capacidade de tomar decisões e definir atitudes. Examina os efeitos do álcool no comportamento e nos relacionamentos fornecendo informações sobre como agir em crises específicas.
REF. 10573   ISBN 85-323-0573-3

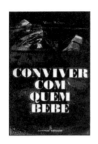

DEIXAR DE FUMAR FICOU MAIS FÁCIL
EDIÇÃO ATUALIZADA
Dra. Jaqueline Scholz Issa

O grande mérito deste simpático trabalho é tratar o assunto com respeito e objetividade. Ele informa o que é necessário saber, baseado em pesquisa e na longa prática da autora, cardiologista que coordena o Ambulatório de Tratamento do Tabagismo do Instituto do Coração da FMUSP – Incor. Essencial para quem está flertando com a idéia de parar de fumar, ou já tentou e não conseguiu.
REF. 50050   ISBN 978-85-7255-050-5

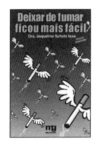

DURMA BEM, VIVA MELHOR
Pedro Luiz Mangabeira Albernaz (org.)

Quando os problemas de sono de repetem com freqüência, é preciso admitir que se está diante de um caso de doença do sono e que é necessário tratá-la. Este livro, escrito por uma equipe multidisciplinar do Hospital Albert Einstein, mostra os procedimentos corretos em termos de exames de diagnóstico, os diferentes tratamentos e seus efeitos. Obra útil para um grande número de pessoas que dorme mal mas desconhece as causas do problema.
REF. 50047   ISBN 978-85-7255-047-5

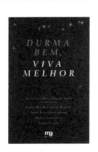

VÍCIOS
Deirdre Boyd

Os vícios – álcool, drogas, sexo, jogo, alimentos e fanatismos – constituem um dos maiores problemas a enfrentar atualmente no mundo todo. Eles comprometem a vida de pessoas de idades e classes sociais variadas, tanto as adictas quanto seus familiares e companheiros. O guia mostra os últimos estudos sobre as origens dos vícios, suas similaridades e como lidar com cada um deles.
REF. 20711   ISBN 85-7183-711-2

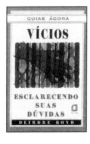

---------------------------- dobre aqui ----------------------------

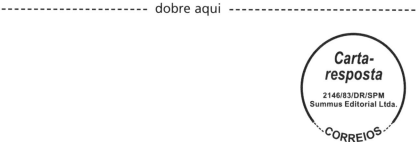

CARTA-RESPOSTA
NÃO É NECESSÁRIO SELAR

O SELO SERÁ PAGO POR

AC AVENIDA DUQUE DE CAXIAS
01214-999 São Paulo/SP

---------------------------- dobre aqui ----------------------------

DROGAS – PERGUNTAS E RESPOSTAS

CADASTRO PARA MALA-DIRETA

Recorte ou reproduza esta ficha de cadastro, envie completamente preenchida por correio ou fax, e receba informações atualizadas sobre nossos livros.

Nome: _____ Empresa: _____
Endereço: ☐ Res. ☐ Coml. _____ Bairro: _____
CEP: _____-_____ Cidade: _____ Estado: _____ Tel.: ( ) _____
Fax: ( ) _____ E-mail: _____ Data de nascimento: _____
Profissão: _____ Professor? ☐ Sim ☐ Não Disciplina: _____

1. Você compra livros:
☐ Livrarias ☐ Feiras
☐ Telefone ☐ Correios
☐ Internet ☐ Outros. Especificar: _____

2. Onde você comprou este livro? _____

3. Você busca informações para adquirir livros:
☐ Jornais ☐ Amigos
☐ Revistas ☐ Internet
☐ Professores ☐ Outros. Especificar: _____

4. Áreas de interesse:
☐ Psicologia ☐ Corpo/Saúde
☐ Comportamento ☐ Alimentação
☐ Educação ☐ Teatro
☐ Outros. Especificar: _____

5. Nestas áreas, alguma sugestão para novos títulos?
_____

6. Gostaria de receber o catálogo da editora? ☐ Sim ☐ Não

Indique um amigo que gostaria de receber a nossa mala-direta

Nome: _____ Empresa: _____
Endereço: ☐ Res. ☐ Coml. _____ Bairro: _____
CEP: _____-_____ Cidade: _____ Estado: _____ Tel.: ( ) _____
Fax: ( ) _____ E-mail: _____ Data de nascimento: _____
Profissão: _____ Professor? ☐ Sim ☐ Não Disciplina: _____

MG Editores
Rua Itapicuru, 613 7º andar 05006-000 São Paulo - SP Brasil Tel (11) 3872-3322 Fax (11) 3872-7476
internet: http://www.mgeditores.com.br e-mail: mg@mgeditores.com.br